自己を攻撃する体はなぜ生まれたか？

遺伝子が語る免疫学夜話

橋本求

晶文社

装丁　寄藤文平＋垣内晴（文平銀座）

目次

第Ⅱ部　免疫と環境——運命を異にする双子の姉妹

第Ⅲ部　免疫系の進化——自己免疫とアレルギーの起源

序　章

「免疫学」から学ぶこと

パンデミックは克服できるのか？

２０１９年に始まった新型コロナウイルスによるパンデミック（世界的規模の感染爆発）は、おおよそ克服されたように思われます。しかし、ウイルスは変異しますので、将来より凶悪なウイルスが出現する可能性は決して否定できません。さらに、開発のすすむアジア、アフリカ、中南米の森から、野生動物を介して、人類がこれまで経験したことのない感染症が発生し、発達した公共交通網にのって瞬く間に世界中に拡がることもあるでしょう。

そして、それだけでなくそれらとは異なった次元の病が、人類により深刻な危機をもたらす可能性もあるのです。それは、「自己免疫」というシステムと関係します。

次のような未来を想像してみましょう。

西暦２０８４年のパンデミック

　２０１９年の新型コロナの後、人類は三度のパンデミックを経験しました。一度目と二度目は迅速な対応によって封じ込めに成功しました。しかし三度目の２０８４年のパンデミックは深刻で、人類はその人口の３割を失いました。中東の大富豪が飼育していたトカゲからヒトに感染するようになった致死性脳炎でした。この感染症がそこまで広がった理由として、種の壁を乗り越えてきたウイルスの感染力が強力だったことに加え、この感染症の初期症状が軽微な人格変容（笑いやすくなる）ぐらいで、感染した人を初期に検出、隔離することが困難だったことが挙げられました。しかし、ワクチンが開発され、２年の狂騒を経てパンデミックは収束しました。

　ところが、それから10年の時を経て、人類に再び奇妙な病が流行るようになりました。この病の進行はゆっくりなのですが、先の脳炎の症状に非常によく似ており、人格の崩壊をもたらしたのです。当初、疑われたのは、先のウイルス感染による遅発性脳炎でした。例えば、はしかの感染では急性の脳炎をきたしますが、遅発性に進行性の脳炎をきたすこともあります。しかし、患者の脳にウイルスのＤＮＡが検出されないことからこれは否定されました。次に疑われたのは、このウイルスのワクチンの副反応でした。パンデミックを抑え込むために、急遽開発されたワクチンを強制的に接種することが各国の法律で義務付けられていたからです。この件は、ワクチンを承認したプロセスとその責任の所在をめぐって大騒動となりましたが、最終的に、製薬会社の命運をかけた調査によってワクチンが原因ではないことが証明されました。これらの経過を経て、ＷＨＯはこの病を「自己免疫」によっておきた脳炎である、と宣言したのです。

これはあくまで未来のフィクションです。しかし、「免疫学」の立場から考えますと、このようなことはあながち全くおこらないわけではないのです。

感染症が去り、自己免疫疾患が現れた

ジョージ・オーウェルは『１９８４』において、フィクション（虚構）が世界を覆い、お互いがお互いを監視しあうような社会が到来することを予言し、変わりゆく社会に対して警鐘をならしました。幸いなことにオーウェルが予言したような社会は１９８４年には到来しませんでした。しかし、それから40年近くがたった現在、厳しい情報統制を敷く専制国

家が隣国を侵略し、フェイクニュースであふれた超大国では国民が分断され、チャットGPTのような生成AIがさらに強固なフィクションの世界を築こうとしている姿からは、オーウェルが『1984』で予言したのと全く同じ世界が、今、現実に現れようとしているように思われます。

医学の世界も、この100年あまりで大きく変化しました。それは単に医療技術が進歩したというだけでなく、医師がみる病気の種類が変わったのです。

私は、自己免疫疾患という、免疫が自分自身を攻撃する病気を専門とする医師をしております。ところで私の祖父も医師であり、戦前には中国東北部の旧満洲で内科診療にあたっていました。当時は、ペストや結核、アメーバ赤痢など様々な感染症が蔓延しており、祖父は自らがみてきた様々な病気の話を、孫の私によく話して聞かせてくれました。「水を飲もうとすると手が震えて飲めない狂犬病の患者さん（恐水発作と呼ばれます）」や、「梅干しをつぶしたような真っ赤な痰を吐く肺ペストの患者さん」、あるいは「靴下を脱ぐように足の皮膚がむけてしまった天然痘の患者さん」など。それらの話は、どれもそら恐ろしく、それでも、どうしても惹かれてしまうため、私は祖父の膝の上で「もっと話して、もっと話して」とせがんでいたようです。幼き日の私にとって、祖父は感染症という悪と戦う偉大なヒーローのようにみえていたのかもしれません。

長じて私も医師になり、内科医として様々な病気をみるようになりました。しかし祖父が話していたペストやアメーバ赤痢の患者さんに、私は出会うことはありませんでした。その代わり、私は自己免疫疾患という病気に出会い、その不思議に魅了され、これを専門とするようになりました。

私は医師ですが、肺ペストの患者さんが来たとしてもおそらく診断することはできないでしょう。なぜならば、そういう病気が存在することを教科書で知ってはいても、実際にみたことがないからです。逆に祖父も、私が現在診療しているような免疫難病の患者を診断することはできないと思います。なぜならば、祖父の時代にはそのような病気はきわめてまれにしか存在しなかったからです。

つまり、このわずか100年足らずの間に、私たちを取り巻く病気はまるっきり変わってしまったのです。

その延長上に、いったいどのような世界が現れるのでしょうか。現代医学が築きあげた厳重な包囲網により、感染症は普段はひっそりと身を隠し、それをくぐりぬけたとびきり強力な感染症が現れたときにだけ、それが一気に世界中に拡がるようになりました。現代医学は自己免疫疾患をもコントロールしようとしています。しかし、それでもコントロールできないような病気が現れたとき、どのようなことが起きるのでしょうか？

そもそも、なぜ、感染症という病気が立ち去った後に、自己免疫疾患という病気が現れたのでしょうか？　私たちの行く末にいったいどういうことが待っているのか、今、立ち止まって考えてみる必要があるのかもしれません。

免疫が暴走するとき

「免疫」とは、〝疫を免れる〟と書く字の通り、「一度罹った感染症には二度と罹らないように生体が抵抗性を獲得する仕組み」になります。

皆さんも、はしかや風疹に一度罹れば二度は罹らない、ということは聞いたことがありますよね。ワクチンはその仕組みを応用したもので、弱毒化した感染微生物をヒトに先に感染させておくことで、強力な毒性をもつ本当の微生物に感染したときには、体が素早く抵抗性を示すことができる、というわけです。

ところが、この免疫のシステムが、感染源の微生物でなく、自分の組織を攻撃することがあるのです。それを「自己免疫」といい、それにより起きる病気を「自己免疫疾患」と呼びます。その中で全身性に自己免疫が起きるのがいわゆる膠原病[※1]といわれる病気で、全

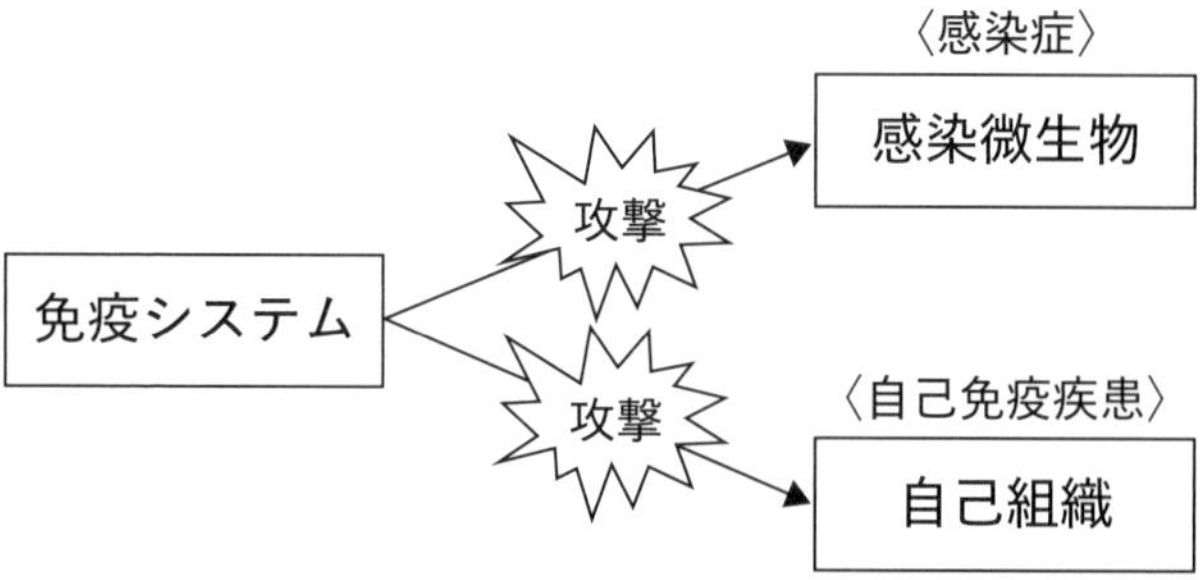

図1　免疫は両刃の剣

身性エリテマトーデス、関節リウマチなどが該当します。一方、ある特定の臓器に対して攻撃が向くのは、臓器特異的自己免疫疾患といわれ、例えば、1型糖尿病[※2]やバセドウ病、クローン病、などの病気がそれにあたります。そして、免疫システムによる攻撃が、感染源の微生物でなく、微量の環境物質に向かって起きることを「アレルギー」と呼び、花粉症やアトピー性皮膚炎などがそれに該当します。いずれも免疫系の暴走によって起きる病です。

「自己免疫」が起きると何がやっかいかといいますと、感染微生物に対して免疫が攻撃するときは、その微生物がいなくなれば戦いは終わります。ところが、「自己」を相手に免疫が戦いを始めた場合は、その戦いは「自己」の臓器を破壊しつくすまで終わらない、という点です。そしてその結果、生体にとって大切な臓器の機能が失われてしまうのです。例えば1型糖尿病では、膵臓が自己免疫によって攻撃、破壊されるため、膵臓が分泌しているインスリンという物質を全く作れなくなって、糖尿病になってしまいます。そのため、この病気になった人は一生、インスリンを打ち続けなければなりません。あるいは関節リウマチでは、関節が免疫の主たる攻撃対象になって壊されますので、患者さんの身体機能が大きく障害されます。

このように、自己免疫が起きた場合は生体にとって破滅的な結末をもたらすため、当初、免疫学者たちはそのようなことが起きるはずがない、と考えていました。初期の高名な免疫学者であるポール・エールリッヒはそのことを、「Horror autotoxicus（自己中毒忌避説）」と述べています。免疫系が自己を攻撃するような破滅的なことが、「進化」の過程で選択されるはずがない、生体はそれを防ぐための仕組みを備えているはずだ、というわけです。

ところが、実際には自己免疫疾患やアレルギーといった病が存在します。それはなぜなのでしょうか？

近代医学が解き明かす自己免疫の謎

近年の医学の進歩は、この謎を解明しつつあります。遺伝子の解析技術、そしてバイオインフォーマティクス（生命情報科学）という学問の発達によって、我々はシベリアの氷につつまれていた古代人の骨から遺伝子を取り出して、それを、あたかもその古代人の細胞が生きているかのように、それぞれの免疫細胞の働きを再現できるようになってきました。その結果見えてきたのは、自己免疫疾患やアレルギーというのは、人類が何万年もの年月を様々なエピデミック（地域における感染爆発）を乗り越えながら生き延びてきたことと、切っても切れない関係にある「宿業の病」である、という姿です。抗生剤もワクチンもなく、エピデミックと絶望的な戦いを繰り広げてきた過去の人類と、新型コロナとともに生きる現代の私たち、そして、冒頭に提示したような未来の人類、それらはすべて遺伝子という見えない糸によってつながっています。そして、それらの糸がからみあったとき、免疫暴走による病は出現するのです。

病気はなぜ起きるのか？

本書がご紹介するのは、「自己を攻撃する病」がなぜ起きるようになったのか、ということについての夜話《やわ》（夜咄《よばなし》）です。ただし、その夜話は、できるだけ現代医学の最新のエビデンス（根拠）に基づいてお話ししたいと思っています。ここで、本書が根拠として用いた、遺伝学やバイオインフォーマティクスの考え方を、ごく簡単に説明しておきます。

私たちは個々人で少しずつ異なった遺伝子をもっています。ヒトの遺伝子は、A（アデニン）、T（チミン）、G（グアニン）、C（シトシン）というたった4個の塩基の組み合わせによって書かれています。しかし、その配列はヒト一人で約30億個に及び、それが個々人の違いを形作っているのです。その天文学的な数字になる遺伝子配列同士の関係を、確率論や統計学などの数理学的手法を用いてコンピュータで比較解析していくのが、バイオインフォーマティクスという学問になります。

これらの学問の発達によって、例えばある病気にかかわる遺伝子変異を見つけ出し、その遺伝子変異を持つ人が、ある村である時代を境に急に増加した、というような事実を明らかにすることができるようになりました。そこから、その遺伝子変異が生まれることとなったイベントを、歴史や文化（例えば疫病の発生や異民族との交配、特有の食習慣など）の観点から紐解くことで、病気の原因となったナラティブ（物語）をみつけだすことができるのです。

今は化石となっている過去の生き物や、感染微生物にも、それぞれが病気の発生につながることとなった物語があり、遺伝学やバイオインフォーマティクスはそれを解明するための助けとなります。

スティーブ・ジョブズは「テクノロジー（自然科学）とリベラルアーツ（人文科学）の交わるところにこそ大きな価値がある」と述べましたが、「免疫学」は今まさにこの交差点を渡ろうとしているのです。

この本では、この最先端の学問の知識を使って、自己免疫疾患やアレルギーといった病気がなぜ（WHY）起きるようになったのか、ということについて迫りたいと思います。現代の医学書を読めば、病気がどのように（HOW）起きるのか、ということについては詳しく書かれています。しかし、それがなぜ（WHY）起きるようになったか、ということについて書かれた本はほとんどありません。

本書の第Ⅰ部では、自己免疫にかかわる遺伝子が生まれた理由について「自然選択説」の考え方をご紹介します。加えて第Ⅱ部では、発病のきっかけとなる環境の役割について「衛生仮説」の考え方をご紹介します。そして第Ⅲ部ではさらに時間をさかのぼり、自己免疫やアレルギーの起源について生物の「進化」の観点から考えます。実は、本書でご紹介する内容は、どれもまだ比較的新しい学説であり、医学の教科書に載っているような定まった内容ではありません。しかし、自己免疫疾患やアレルギーがなぜ起きるようになったのか、という問いに対しては、大きな示唆を与えてくれるはずです。

本書では皆さんを「免疫学」という時空を超えた旅にお連れしたいと思います。そのために、まずは、自己免疫という病について異なった運命をたどった2つの少女たちの物語をみてみましょう。

※1　膠原病とは、結合組織（関節、筋腱などの身体を支持する組織）に病気がおきる全身性自己免疫疾患の総称。関節リウマチや全身性エリテマトーデス、多発性筋炎・皮膚筋炎、強皮症などが含まれる。関節や筋肉が痛むことを主症状とするため、リウマチ性疾患とも呼ばれる。

※2　1型糖尿病とは、自己免疫によっておきる糖尿病で、食生活や運動などの生活習慣とのかかわりで発症する一般的な糖尿病（2型糖尿病）とは異なる。1型糖尿病が自己免疫疾患であることの証拠として、患者の血清中にはインスリンやインスリンを産生する膵臓の細胞に対する自己抗体が存在する。

第Ⅰ部

免疫と遺伝子

時空を超えてつながる病

現代の病室の女性患者と紀元3万年前の南アジアの少女

西暦2021年の病室

西暦2021年、日本のとある大学病院の病室です。20代の色白の女性の患者さんが苦しんでいます。もう1週間も39度の熱が続き、頬には蝶のような紅斑が出現。手指にも霜焼けのような紅斑があります。両足はむくんでいて、点状の出血斑が出現しています。そして、彼女を最も追い詰めたのは、医師の説明でした。この病気に関連して、子どもを妊娠したとしても流産してしまう可能性があり、子どもを産めないかもしれない、と言われたことです。

それ以来、彼女には、病室の片隅に影が見え始めました。そしてそれはどんどんリアルになっていき、昨日からは、病室の陰に、灼熱の太陽の下で絶望に打ちひしがれている少女の姿が見えるのです。その側には、彼女のお母さんとお父さんでしょうか、死んでいる人の姿も見えます。しかし、そのことを看護師さんに言っても取り合ってもらえません。いったい何が起きているのか訳が分からなくなりながら、点滴の治療が始まります。

紀元3万年前の南アジアの少女

紀元3万年前、南アジアの亜熱帯の森を、その少女は、長い、長い時間を旅して来ました。幼い頃から、そう、最初に記憶が芽生えた時から、もう家族とともに歩いていました。よりよい土地を目指して、長い距離を超えて来たのです。

しかし、この亜熱帯の森に差し掛かった時に、このトライブ（集団で移動する部族）に悲劇が襲いかかりました。最初に、少女の兄が亡くなりました。高熱が続き、眼が黄色くなって、全身がむくんで、最後には頭がおかしくなって死にました。続いて母が、そして、父が亡くなりました。少女も、次に死ぬのは自分だとわかっていました。少女には、その覚悟ができていました。しかし不思議なことに、少女だけはこの病気にかかっても死にませんでした。熱が出て、同じように死ぬのだと覚悟していたのに、3日目には熱が引いて、食欲も出てきたのです。このトライブは5組の家族で旅をしてきましたが、他の家族の中にも、同じように生き残った人たちがいました。トライブの全体の人数は半分に減りましたが、残ったメンバーで、何とか旅を続けなければいけません。彼らは東を、東を目指します。

第1章

病原体なき病

2つの世界をつなぐもの——遺伝子

本書は、一見異なるこの2つの世界が時空を超えてつながっている、ということを示すお話です。この2つの世界をつないでいるもの、それが「遺伝子」です。

遺伝子は、A（アデニン）、T（チミン）、G（グアニン）、C（シトシン）というわずか4文字（塩基対）で描かれたDNAという暗号情報を使って、生物が与えられた環境に適応するために必要な情報を、次の世代へと伝えてきました。現在を生きる私たちの体の中でも、何万年前、ことによると、何億年前の祖先の生物の体の中で動いていたのと同じ遺伝子が働いているのです。

そして今、現代の病室の女性患者と紀元3万年前の南アジアの少女の体の中では、もたらされた危機的な状況に対して同じ遺伝子が目を覚まし、生き延びるためのあらゆる方策を動員しようとしています。時間と空間を超えて、同じ遺伝子が共鳴しているのです。

全身性エリテマトーデス

２０２１年の大学病院の女性患者さんの病名は、全身性エリテマトーデス（ＳＬＥ）と言います。その名の通り、全身の種々の臓器に障害を起こし、数ある自己免疫疾患の中でも、最も重篤な全身性自己免疫疾患の一つと考えられています。

彼女の頬に出現している蝶形紅斑は、ＳＬＥに典型的な皮疹です。手指にでている霜焼けのような紅斑も特徴的です。日光に過敏で、色白の若い女性に多く起こります。足がむくんでいるのは、ネフローゼ症候群といい、尿に蛋白が抜け出て血管内に水分を保てなくなってしまうため起こります。下肢に出血斑が出ているのは、出血を止めるのに必要な血小板が、自己免疫により壊されて少なくなっていることを示します。

厄介なことにこの病気は、これから妊娠する可能性のある若い女性の患者さんに多く起こります。この病気にともなって出現する抗リン脂質抗体[※1]は、胎盤で血栓をつくってしまうため、妊娠後期の流産を引き起こしてしまうのです。そのような患者さんが出産するた

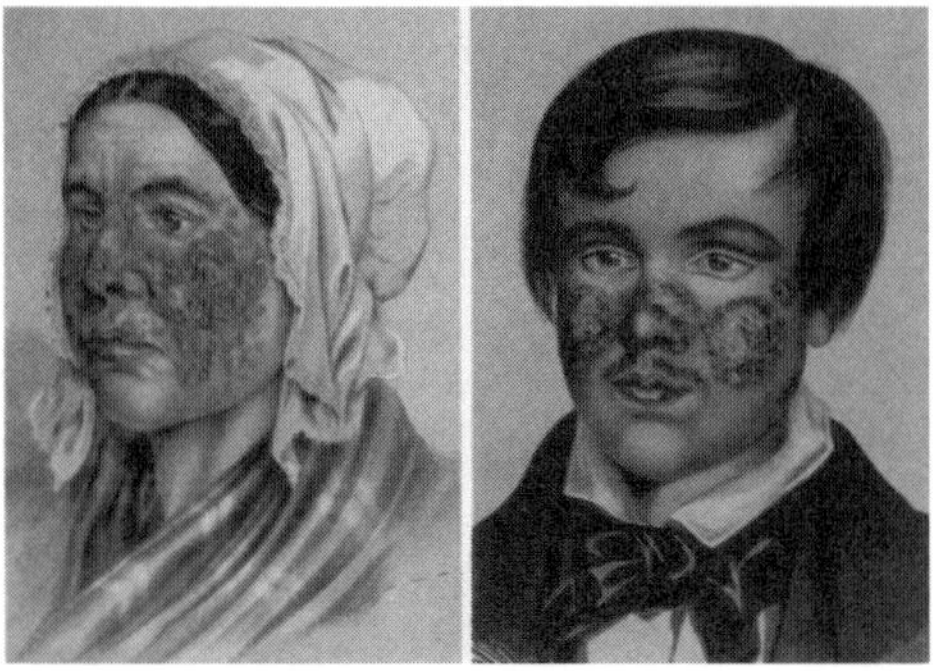

図2　全身性エリテマトーデス(SLE)
頬部に出現する蝶のような形をした紅斑(蝶形紅斑)は
SLEに特徴的な皮膚症状の一つである

Atlas der Hautkrankheiten. 1856

めには、血が固まりにくくなる薬の投与を受けなければいけない場合があります。そしてSLEが重症化した場合は、脳症も起こします。脳症が起こりますと、様々な幻覚をみるようになり、重篤な後遺症を残すことがあります。

自己を攻撃するからだ

SLEのような病気が存在することについては、13世紀頃から報告があります。ただし19世紀の半ばまで、この病気は主として皮膚の病気であると考えられていたのです。頬に拡がる蝶のような形をした紅斑や、ループス(ラテン語で「狼」を意味する)と呼ばれる狼に噛まれたような特有の皮疹を生じる病気として知られていました。

しかしその後、これらの特徴的な皮膚症状を有する患者の中に、しばしば関節炎や胸膜炎などをきたし、時には昏睡に至る例があることが報告されるようになりました。つまり、これらの皮疹は、命にかかわる重篤な全身性の病気に至るサインであったのです。それ以来、この病気が主に若い女性を侵す命にかかわる全身性の病気であることが理解され、全身性エリテマトーデス（SLE）と呼ばれるようになったのです。

そして、その病気の原因について様々な調査がなされました。当時は、感染症の原因菌が次々と発見されていた時代でしたので、SLEの原因についても結核やハンセン病、梅毒など様々な病気の病原体が疑われて調査が行われました。しかし、いずれもこの微生物がSLEの原因であるという決定的な証拠が得られなかったのです。

そのうちに、SLE患者の体の中には、奇妙な特徴があることが分かってきました。通常、感染がおきた人の体の中では、微生物の感染から身を守るために免疫が働いた証拠として、病原となる微生物を貪食した（食べた）白血球が観察され、そして、病原となる微生物を標的とする抗体（病原体を攻撃するミサイルにあたる蛋白質）が検出されます。ところが、SLE患者さんの血液中には、自己の細胞を貪食した白血球（LE細胞）が存在し、更に、自己の細胞核成分を標的とする「抗核抗体」と呼ばれる自己抗体が認められたのです。つまり、SLE患者の免疫が攻撃対象としていたのは、侵入してきた微生物ではなく「自分自身」だったのです。これらの研究によって、この病気が、免疫が自分自身の体を攻撃することによっておきる自己免疫疾患であることが明らかになりました。

現在、「自己抗体」という自分の体を攻撃する抗体が存在することは、自己免疫疾患であることの証明になっています。SLEのような、体の様々な臓器が傷害される全身性自己免疫疾患では、「抗核抗体」のような自己のあらゆる組織に存在する細胞成分(細胞核)に対する抗体が存在します。一方、ある特定の臓器だけが傷害される臓器特異的自己免疫疾患、例えば1型糖尿病やバセドウ病では、膵臓や甲状腺などの特定の臓器に対する自己抗体が血中に存在します。そのことで、自己抗体の標的となった臓器が傷害されその機能が損なわれるのです。

待ちうける苦難

SLEのような自己免疫疾患は、生来健康であった人々を突然襲います。しかし、その初発症状は多くの場合、発熱や疲労感であり、この段階では通常の風邪となかなか見分けがつきません。よくよく問診すると、それぞれの自己免疫疾患に特徴的な症状を伴っているわけですが、そのことに気づかれることはめったにありません。例えば、SLE患者では爪の周りが赤くなったり関節が腫れたりしますし、自己免疫でおきる1型糖尿病では尿から糖とともに水分が常時失われるため、「口喝・多飲・多尿」といった症状を呈します。しかし、それらの徴候は専門医でなければなかなか気づかれることはなく、そのために診断が遅れることになります。そして、専門医により診断が確定した後に初めて、あの時の症状がその初発症状であったと気づかれることになるのです。

そして、診断が確定したのちも、苦難の道のりが待ち構えています。自己免疫疾患と診断された患者さんたちが最初に知らされるのは、「現代医学では、自己免疫疾患に対する根治的な治療法は、まだ存在しない」ということです。もちろん、医学の発達により、過去に比べれば現在の治療成績は格段に向上しています。関節リウマチのように「寛解」(病気に伴う症状が全くないこと)を達成することができる場合もあります。しかし、それは「寛解」であって「治癒」ではないのです。すなわち病気が落ち着いた状態を保つために、多くの場合は生涯にわたって何らかの治療を続ける必要があるのです。

そして、自己免疫疾患の治療は、多くの場合副作用を伴います。自己免疫疾患では、免疫システムが過剰に働いて病気を起こしているわけですから、それを抑える治療は、必然的に免疫力を低下させてしまうのです。そのため、通常の人では大したことではない、例えばインフルエンザの感染や、皮膚からの細菌の侵入が、これらの治療を受けている患者さんでは大変な問題になります。感染症が重症化して入院をしなければならなくなる場合もしばしばあるのです。

現代における自己免疫疾患の増加

このように自己免疫疾患は、医学が発達した現代においても、診断や治療に大きな困難を伴う難病の一つとされています。ところが、このような難治性の自己免疫疾患が、今世紀に入ってから爆発的に増えているのです。現在知られている自己免疫疾患の種類は800種類以上、そして先進国では人口の約5％（20人に1人）が何らかの自己免疫疾患に罹患していると言われています。

「免疫が自分自身を攻撃する」という矛盾に満ちた疾患が、なぜ現代において爆発的に増えているのでしょうか？　それは、この数百年におきた人類の生活様式の変化と、何らかのかかわりがあるのでしょうか？

マラリア――最古からの病

紀元３万年前の南アジアの亜熱帯の森を旅してきた少女の病名は、マラリアでした。マラリアは、人類の歴史上もっとも古くからある感染症で、現代でも年間約２億人が罹患し、約60万人が命を落としている、現在進行形の病でもあります。

マラリアは、「マラリア原虫」という寄生虫をもつハマダラ蚊に刺されることによって起こります。

マラリア原虫は、実はかつては葉緑体をもち光合成をしていた「元」藻類であることが、近年、分かってきました。マラリア原虫の体の中に、光合成能を欠失し退化した葉緑体の痕跡的な器官（アピコプラスト）が発見されたのです。

藻類であったころのマラリア原虫の祖先は、光合成をし水中で自立的な生活を送っていたと思われます。ところがその中に、水の中に産み落とされた蚊の幼虫（ボウフラ）と親しくなり、成虫となって空中に飛び立つ蚊に同行するものが現れました。そして、蚊が吸血した際に、たまたま蚊の唾液とともに動物の血液中に移行したものが、そこにみたこともない栄養豊富な新天地をみつけ、それをなりわい（生活環）とするようになったという訳です（加藤茂孝「人類と感染症との闘い」モダンメディア 2016; 62: 2: 54）。赤血球の中には、マラリア原虫が生活するのに必要

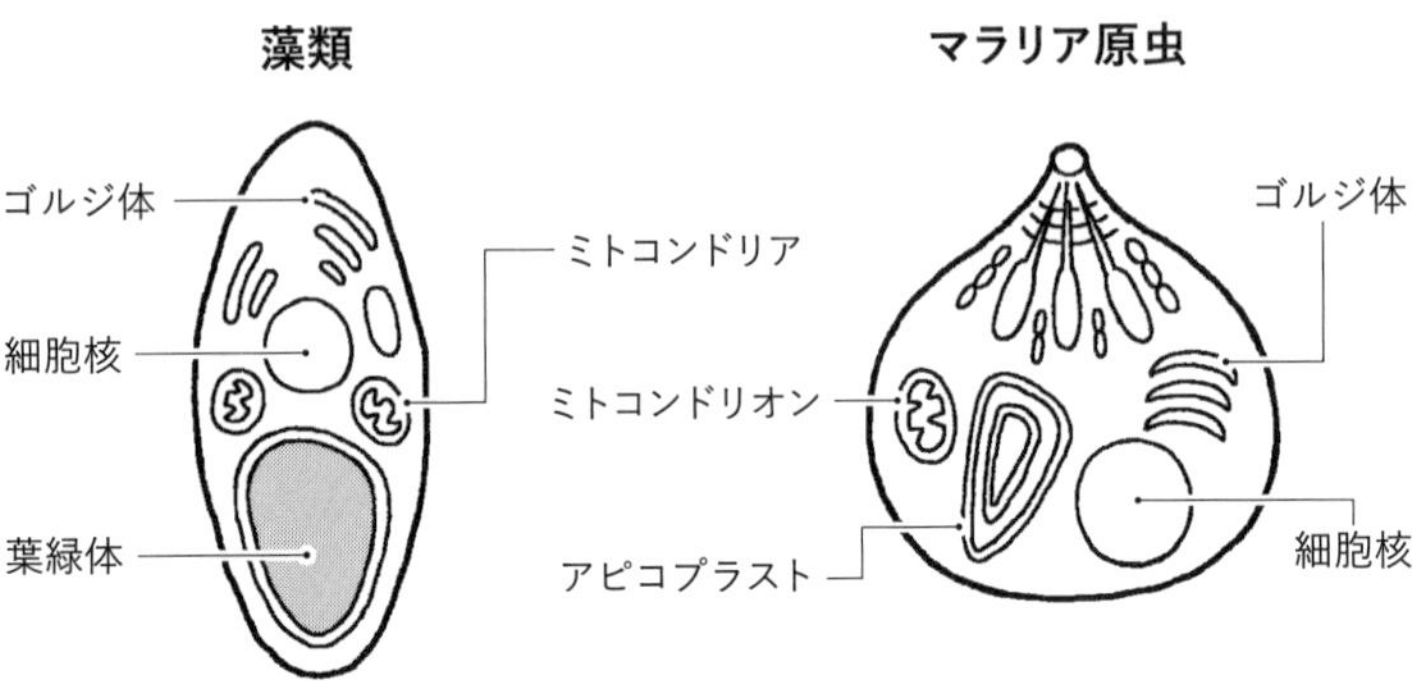

図3　マラリア原虫と藻類

な鉄や窒素などの分子はすべてそろっていました。そこで、彼らは自活生活をやめ、赤血球の中で増えては壊して次に乗り移るというギャングのような生活をするようになったのです。つまりマラリアは、植物としてのまっとうな道を捨てギャングの道に走った、いわばダークサイドに堕ちた藻類だったのです。

マラリア原虫は、動物の体内に入ると1－4週間かけて肝臓の中で成熟分裂したのち、数千個の分裂小体（メロゾイト）となった段階で肝細胞を破壊し赤血球に侵入します。そして赤血球内のヘモグロビンを栄養にして爆発的に増殖し、赤血球を壊しては次の赤血球に侵入し、ついには全身の様々な臓器に拡がっていくのです。

マラリアでは、マラリア原虫が赤血球内で増殖し、それを破壊して、次の赤血球に拡がっていく周期にあわせて、特徴的な発熱を繰り返します。三日熱マラリアでは48時間ごと、四日熱マラリアでは72時間ごとに解熱と発熱を繰り返します。そして、この少女がかかっているのは無熱の期間が存在しない、最も重症の熱帯熱マラリアです。熱帯熱マラリアは、マラリアの中で最も死亡率が高く、しばしば脳炎を起こし、早期に適切な治療を受けなければ２人に１人は死亡します。

マラリアに感染した人は、高熱とともに悪寒や筋痛、嘔気を伴い、特有の震え方をすると言われます。発熱と同時に「虫酸《むしず》が走る」ような不快感を覚える人もいます。そして、マラリア原虫が臓器に侵入するようになると、様々な臓器に障害がでます。まずは赤血球が壊れて溶血をきたします。家族の目の色が黄色くなっているのは、この溶血により黄疸がでているからです。体がむくんでいるのは、腎臓に障害をきたし、腎不全になって尿が出なくなっていることを示します。そして、マラリア原虫が脳に侵入しますと、脳炎を起こします。脳マラリアになると、様々な不思議な幻覚をみるようになり、痙攣をおこして命にかかわるようになります。

類人猿からジャンプしてきたヒト・マラリア

人類の歴史に登場する様々な感染症の中でも、マラリアは、最も古くから人類とともにあったことが示されています。マラリアが出現したのは約20－15万年前で、ホモ・サピエンスが登場した時期と、ほぼ一致しています。ホモ・サピエンスの誕生と同時に、類人猿からヒトへとジャンプ（伝播）してきたマラリア原虫がいたのです。

ヒト熱帯熱マラリアの起源を調べるために、サハラ以南のアフリカに生息する野生のチンパンジー、ボノボ、ゴリラの糞便に含まれているマラリア原虫の遺伝子を調査し、マラリア原虫同士の類縁関係を示す系統樹が作成されました。すると、チンパンジーとゴリラではマラリアの感染率が高く、それらがもともとの自然宿主（その微生物が長期間、感染し続けることができる生物）であることが分かりました。そして、それらの類人猿のマラリアの遺伝子と、ヒト熱帯熱マラリアの遺伝子を比較したところ、105種類あるヒト熱帯熱マラリアの遺伝子配列は、980種類ある類人猿のマラリアの中のたった一つのゴリラのマラリア原虫遺伝子配列とのみ、極めて高い相同性（配列がかなりの部分で一致すること）を認めたのです。このことから、現在我々を困らせている熱帯熱マラリアは、ゴリラからヒトへのジャンプに成功した、たった一匹のマラリア原虫に由来することが分かったのです（Nature 2010; 467: 420）。

人類の拡散とマラリア

類人猿からヒトへと伝播したマラリア原虫は、人類の拡散とともに世界中に広がっていきました。

現生人類は、遺伝学的にみますと、約10－5万年前にアフリカの森をでて世界中に広がったわずか数百人の集団に由来すると言われています。その中の一群は、アラビア半島を北上した後、西へとすすみ、ヨーロッパ人の祖先となりました。また別のある一群は、そこから東へすすみ、今から5－3万年前に南アジアに、3－2万年前には東アジアに到達し、アジア人の祖先となりました。そしてその中の一群はさらに、当時は陸続きであったベーリング海を越えて南北アメリカに到達し、アメリカ先住民の祖先となりました。またある一群は海を渡ってオーストラリアの原住民アボリジニーの祖先となったのです。その結果、アフリカを出たときはわずか数百人であった集団が今や80億人を超え、地球は人類によって立錐の余地すらなくなりつつあります。

そして、この旅を通じてマラリアは、常に私たち人類の傍らに存在しました。グリーンランド、ヒマラヤ、ポリネシアといった氷や山や海によって隔絶されてきた一部の地域を除き、人類が進出していった世界中の地域で、マラリアへの感染の記録が残されています。

古代エジプトのレリーフには、紀元前1世紀の女王クレオパトラがマラリアに悩まされていたことが記録されています。古代中国の殷王朝が残した青銅碑文にも、マラリアを意味する「瘧《おこり》」（間欠熱：アジアで流行した三日熱マラリアと思われる）の文字を見ることができます。そして日本でも、「平家物語」に「入道相国、身の内のあつき事、火をたくが如し。石の舟に比叡山の水

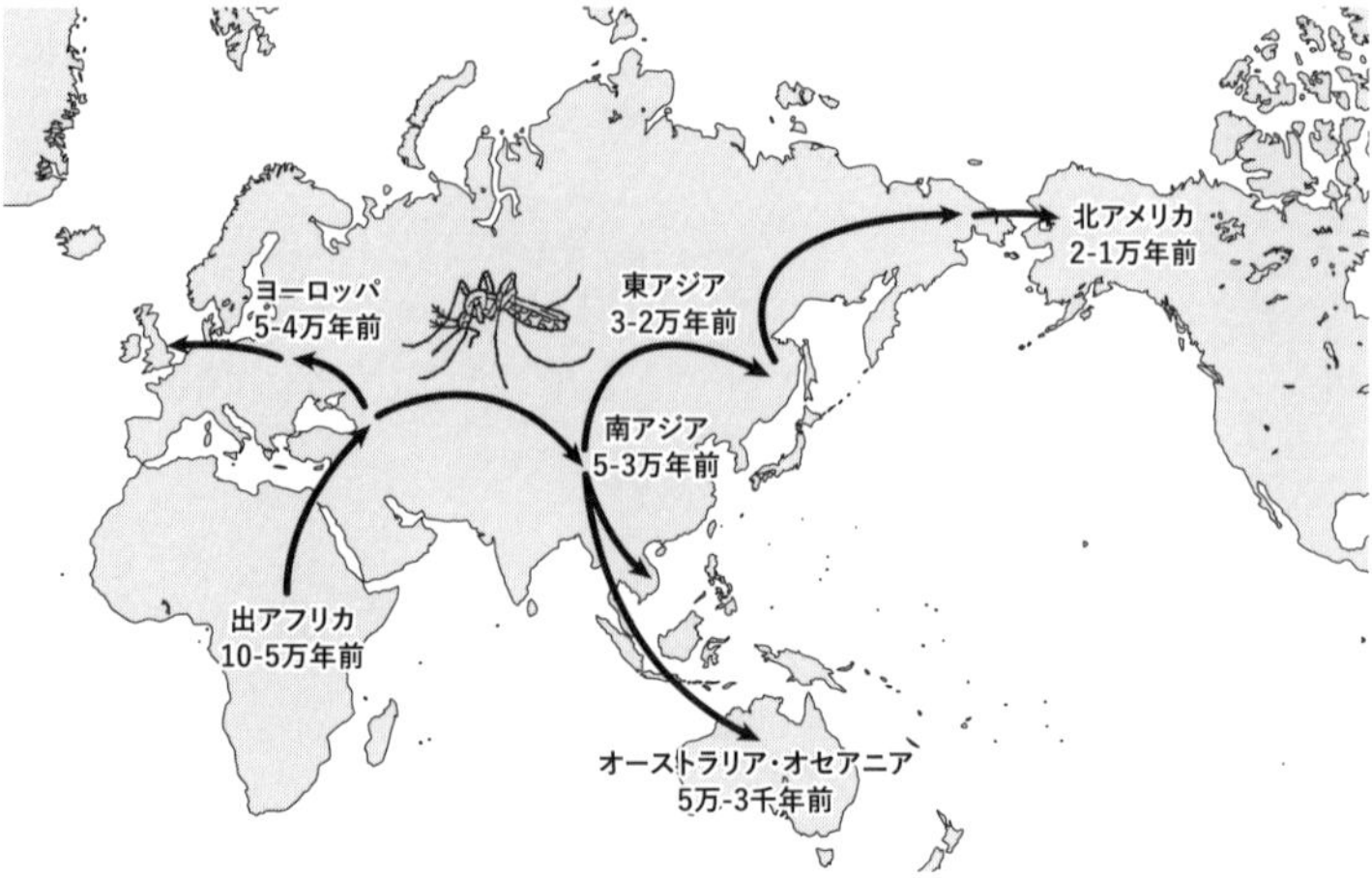

図4　人類の拡散とマラリア

現生人類はマラリアの蔓延地域を通って世界中に拡散していった

をたゝへてそれにおりてひへたまへば、水おびたゝしくわきあがッて程なく湯にぞなりにける」との記述があり、平清盛が死んだときに罹った熱病はマラリアであったと推定されています。

つまり、マラリアという感染症は、人類発祥の瞬間から私たちの傍らに存在し、歴史をともに歩んできたのです。

SLEとマラリアの「奇妙な」類似

SLEという自己免疫疾患と、マラリアという感染症は、実はその臨床症状が大変よく似ています。どちらも高熱をきたし、全身の消耗や筋痛、関節痛を伴います。どちらも赤血球が壊される溶血が起こります。そして、腎機能が低下し腎不全になります。そしてどちらも脳障害を起こしえます。

この2つの病気に似通った病態（免疫反応）が存在する、ということを示す一つの証拠として、マラリアに効く薬がSLEにも有効だということがあります。

SLEの治療薬として最初に使われるようになったのは、キニーネという抗マラリア薬でした。南米の原住民は、「蚊に刺されて高熱をきたす病気になる人」（マラリア患者）に、キナの木の樹皮を煎じて飲ませるとよくなるということを知っていたのです。そして、コロンブスをはじめとするヨーロッパから入植して来た人たちがマラリアにかかった時、「現住民のこの薬を飲んで助かった」ことから、この有効成分を取り出してマラリアの治療薬として開発されたのがキニーネという薬です。

その後キニーネは、大航海時代を経てインドやインドネシアなどのアジア地域の植民地に赴任するようになった駐在員たちに対し、マラリア予防のために処方されるようになりました。しかしキニーネには独特の苦みがあり、駐在員たちはそれに砂糖と炭酸水、そして薬用酒として普及していたジンも加えて飲むようになりました。これがジントニックの起源になります。

こうして抗マラリア薬として処方されていたキニーネが、SLEに対して使われるよう

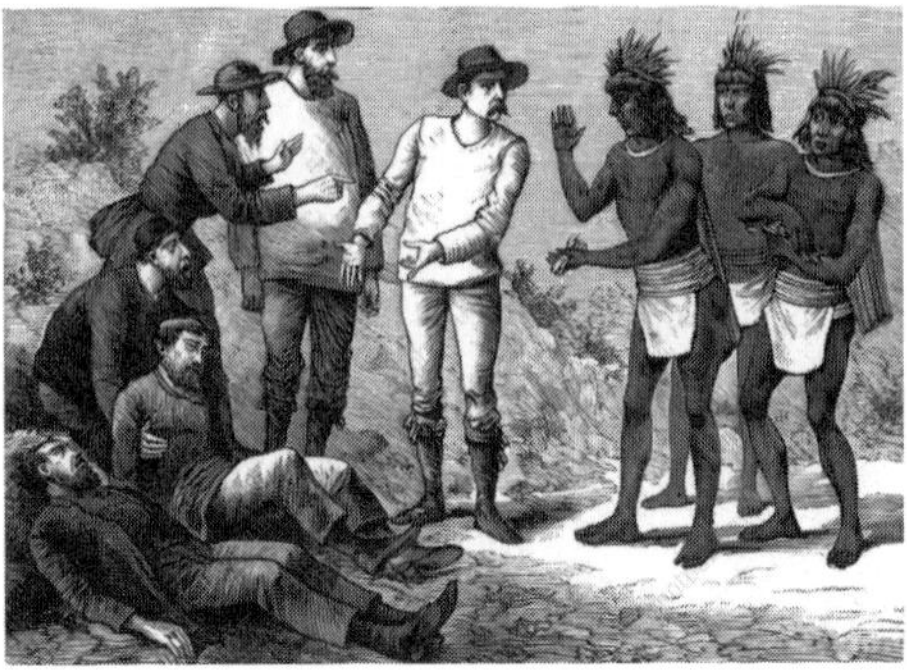

図5　キニーネの発見

南米の原住民が、マラリアにかかったヨーロッパからの入植者たちに対し、
キナの木の樹皮が効くという知恵を授けているところ

The inhabitants of Peru helping the jesuits suffering of malaria with Cinchona. 1888

になったきっかけは、2つの世界大戦です。南方に出征する兵士たちにはマラリア予防のためにキニーネが処方されていましたが、彼らの一部が罹っていた関節炎や皮膚炎などの病気までもが治ってしまった。その原因を調べたところ、キニーネがSLEなどの病気の関節炎や皮膚炎にも効くことがわかった、というのです。

その後、キニーネの構造を参考に、クロロキンという抗マラリア薬が化学合成され、マラリアとSLEに対して使われるようになりました。そして、クロロキンの構造を少し変化させたヒドロキシクロロキンという薬が、欧米ではSLEに対する標準治療薬として長く使われてきて、日本でも2015年から使用可能となっています[※2]。

ＳＬＥはマラリアの呪い？

ＳＬＥとマラリアは、このようによく似た病態を呈します。しかし、その病態がおきることになった根本原因は全く異なります。

マラリアで起きている現象は、あくまでマラリア原虫による感染症によって起きています。ところが、ＳＬＥは自己免疫疾患ですから、どこをどう探しても、その原因となる病原体は体の中に見つからないのです。

例えば、マラリアでもＳＬＥでも溶血が起こりますが、マラリア患者さんの赤血球の中にはマラリア原虫がぎっしりと詰まっています。一方のＳＬＥの赤血球の中には病原体は存在しません。しかし、どちらも赤血球が壊れて溶血が起きるのです。また、マラリアでもＳＬＥでも脳炎が起きますが、マラリアではマラリア原虫が脳内に侵入することで脳炎が起きます。ところがＳＬＥでは、脳の中に感染微生物がいないにもかかわらず、脳に炎症が起きるのです。

つまりＳＬＥでは、見えない敵を相手に、免疫システムが一人で戦いを繰り広げているように見えるのです。

もし、ＳＬＥという病気を知らない南米の呪術医が現代にやって来て、ＳＬＥ患者を見たならば、「彼女は、蚊に刺されて起きる高熱の病（マラリア）の呪いに侵されている」と言って、キナの木の皮を煎じて渡すかもしれません。しかし、「SLEはマラリアの呪いによって起きる」という考えは、あながち全くのでたらめとは言えないかもしれません。SLE患者さんの身体の中には、確かにマラリア原虫は存在しません。しかし、SLE患者さんの体の中では、次章からご紹介するように、祖先がマラリアと戦う中で生き延びるために獲得してきた遺伝子が多数働いており、それがSLEという病気の発症に繋がっている可能性があるからです。

※1　抗リン脂質抗体とは、細胞膜の構成成分であるリン脂質に対する自己抗体。この抗体があることで静脈や動脈に血栓ができやすくなる。妊婦では胎盤に血栓ができるため習慣性流産の原因になる。抗リン脂質抗体によって血栓を起こす病気を抗リン脂質抗体症候群と呼び、ほかに原因なく起きる一次性のものと、SLEなどの膠原病に伴って起きる二次性のものがある。

※2　当初開発されたクロロキンには網膜症という副作用があった。そのため網膜症の副作用が起こりにくくしたヒドロキシクロロキンが開発され、欧米ではSLEなどの標準治療薬として使われてきた。しかし、日本では、クロロキンの販売中止が遅れクロロキン網膜症で大きな被害がでて社会問題となっ

ためため、網膜症リスクを少なくしたヒドロキシクロロキンの承認も大幅に遅れることとなった。

第2章

ガラパゴス島の啓示

ダーウィンの「自然選択説」

チャールズ・ダーウィンは、地球上になぜ、これほど多様な生き物が存在するのか、という理由について考察し、1859年に『種の起源』を著しました。そして、「環境に適応したものが生き残り、遺伝子を残していくことで姿を変えていく」という「自然選択説」の考え方を提唱しました。※1

南米大陸から西に1000㎞離れた太平洋上に、ガラパゴス諸島と呼ばれる13の島々があります。そこでは、外界から隔絶された島々が、島ごとに独自の生態系を保っています。例えば、南極海から流れてくる寒流があたる一部の島々では、赤道直下であるにもかかわらずペンギンが生息しています。1835年、ビーグル号による航海の途中にこの島々を訪れたダーウィンは、フィンチと呼

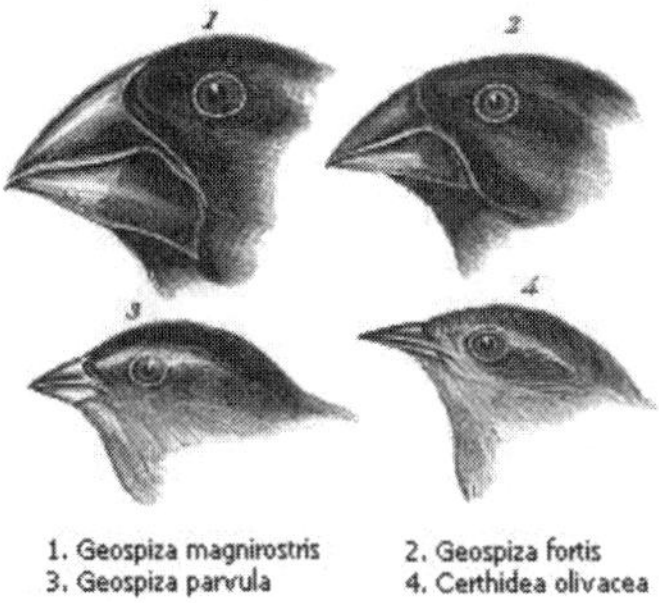

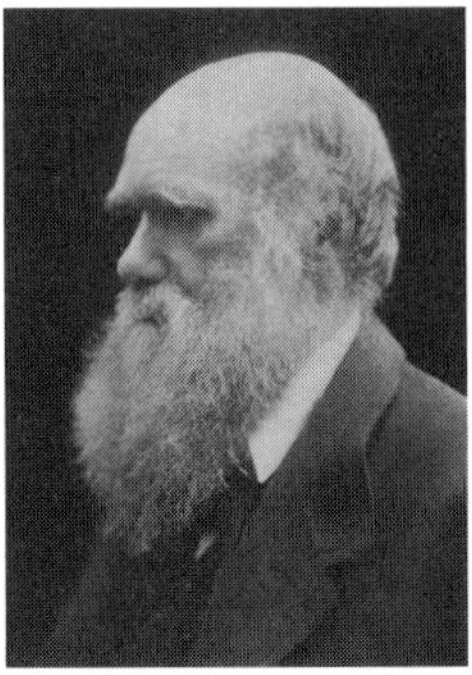

図6　ダーウィンフィンチ（左）とチャールズ・ダーウィン（右）

ガラパゴス諸島では、島ごとに
異なるくちばしをもったフィンチが生息している

ばれる島が島ごとに異なった形のくちばしをもっていることに気づきました。そして、それがそれぞれの島の環境に適したフィンチが選択的に生き延びることで、「自然選択」されてきた結果であることを見出したのです。

例えば、乾燥した硬い種子が主たる食べ物になる島では、変わった形の大きなくちばしをもった大きなフィンチが生息しています。この島では、硬い種子を割って食べることのできる大きなくちばしをもったフィンチが、生きていくのに有利だったからです。一方、雨が多くやわらかな虫や食べ物が手に入る島では、小さなくちばしをもった小さなフィンチが優勢です。この島で干ばつが起きたときには、体を維持するためたくさん食べなければならない大きなくちばしをもった大きな体のフィンチは、生き延びることができなかったからです。

ここでダーウィンが述べたのは、「強きもの」や「優れたもの」が選ばれるということではありません。ダーウィンは、「環境に適応したもの」が自然選択で選ばれ子孫を残していくことを見出したのです。そして、その生存にとって有利な形質というものは、状況により変わりえる。つまり、ある状況ではほかの個体よりも劣っているようにみえる形質も、環境が変わるとむしろ優れた特徴になることがあるのです。

マラリアと鎌状赤血球症

ヒトの病気にも、環境による遺伝子の自然選択の例を見ることができます。その典型例が、マラリアと鎌状赤血球症との関係です。

鎌状赤血球症は、常染色体潜性（劣性）遺伝病で、親から子へと遺伝します。人間は、父親と母親から2つの遺伝子を受け継ぎますが、父親と母親の両方から鎌状赤血球症の遺伝子を受け継いだ人（ホモ）だけが発症し、片方だけから受け継いだ人（ヘテロ）では発症しません。

通常、赤血球というのは、真ん中がへこんだお餅のような形をしていますが、鎌状赤血球症では、赤血球が鎌のような形をしています。この鎌状の赤血球は壊れやすく、溶血を

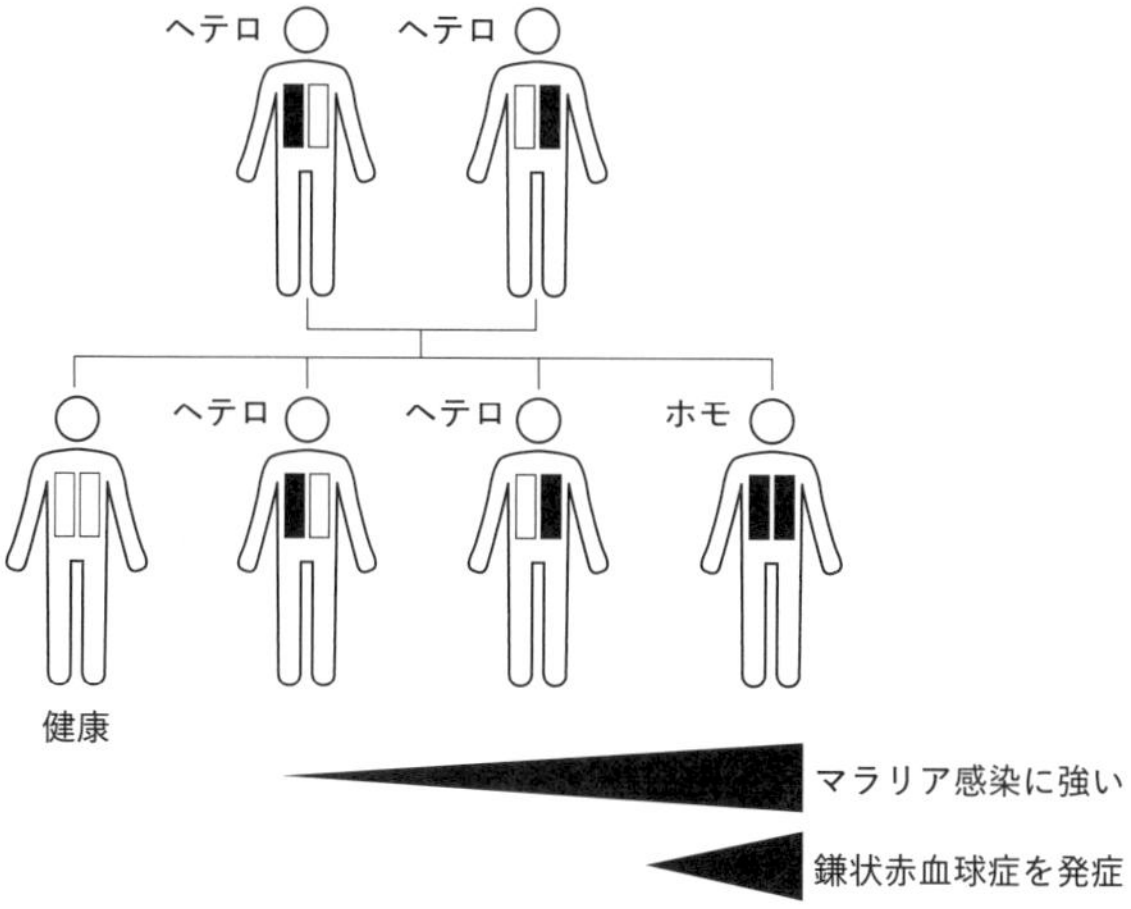

図7　鎌状赤血球症の遺伝形式

鎌状赤血球症の遺伝子を両親ともから受け継いだ場合(ホモ)には、鎌状赤血球症を発症し溶血や血栓症を呈する。
片親から遺伝子を受け継いだ場合(ヘテロ)には鎌状赤血球症を発症せずマラリアに耐性となる。

起こして貧血の原因となるだけでなく、様々な血管で詰まって臓器梗塞を起こします。そのため、この遺伝子をホモで受け継いだ場合は寿命が短くなり、生体にとって不利な遺伝子に見えます。しかし、アフリカの一部地域ではこの遺伝子をもつ人たちが10%近くもいるのです。その理由は、この遺伝子をホモやヘテロで受け継いだ人たちが、マラリアにかかりにくくなっているからです。

マラリアは赤血球の中に潜んで増殖します。しかし、この遺伝子を受け継いでいる人では、マラリア原虫が入るとすぐに赤血球が壊れて、免疫系が見つけて攻撃できるようになるため、マラリアを発病しにくいのです。したがって、マラリアの蔓延地域では、この遺伝子をもっている個体は生き延びる確率がきわめて高く、優先的に伝えるべき遺伝子として選ばれ、受け継がれてきたというわけです。マラリアの蔓延地域では、ほかにも様々な赤血球異常症が、遺伝性疾患として伝えられています。例えば、地中海の島々では、地中海貧血（サラセミア）と呼ばれる赤血球異常症が存在します。そのほかにも、熱帯地域に多い遺伝性球状赤血球症、G6PD欠損症、Duffy抗原陰性の血液型、などの疾患は、すべてマラリアに対する耐性（罹りにくくすること）により自然選択されたことが知られています。

このように、マラリアは極めて強力な感染症であるため、生体は様々な方法をとって、この感染症にかからないような遺伝子を積極的に選択してきたといえます。

マラリアによる自然選択がもたらしたSLEのリスク遺伝子

実は、鎌状赤血球症と同じく、SLEという病気も、アフリカや南アメリカ、東南アジアなど、マラリア蔓延地域出身の人が罹患しやすく、かつ、重症化しやすい、ということが知られています。中でもアフリカ系アメリカ人は特に重症化しやすく、ヨーロッパ人と

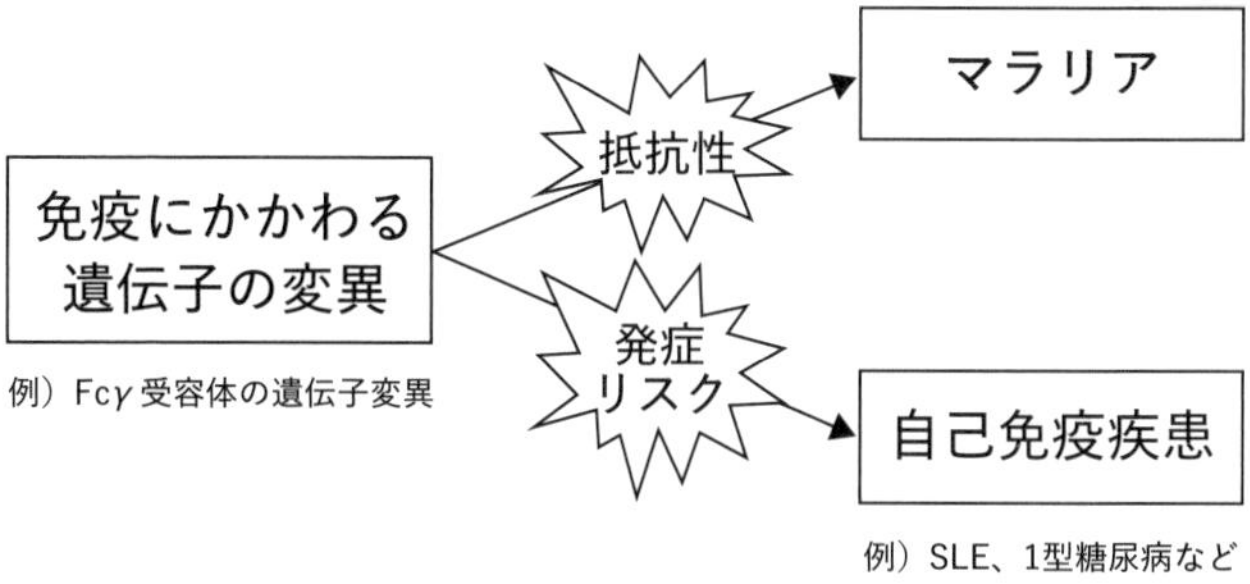

図8　マラリアへの抵抗性と自己免疫疾患の発症リスク

比較して約3倍SLEを発症しやすく、かつ、腎不全にもなりやすいことが知られています。

それでは、自己免疫疾患にかかわる遺伝子も、ひょっとするとマラリアのような感染症に対する抵抗性によって「自然選択」されてきた可能性があるでしょうか？　ここではその可能性について考察します。

SLEにかかわる重要な遺伝子として、Fcγ受容体の遺伝子変異[※2]が知られています。このSLEにかかわるFcγ受容体の遺伝子変異の保有率を世界地図でみてみますと、アフリカや南アジア・東南アジア、南アメリカなどのマラリアの蔓延地域に多いことが分かります（Proc Natl Acad Sci. 2007; 104: 7169）。このことから、この変異は、「マラリアの感染に対して抵抗性をしめす耐性遺伝子であったがために、これらの地域の人々の間で自然選択され受け継がれ残されてきたのではないか？」ということが考えられるわけです。

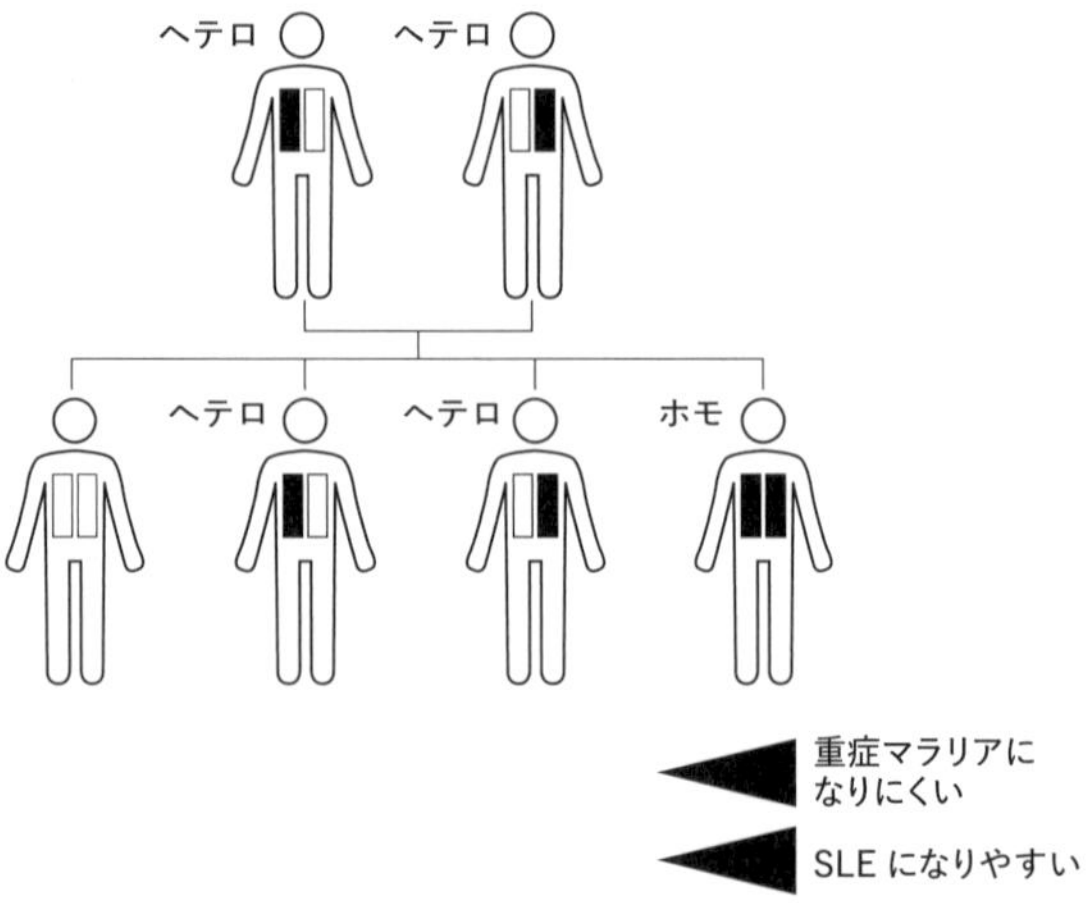

図9　Fcγ受容体の遺伝子変異

この遺伝子変異をもつ人は、重症マラリアになりにくいかわりに、SLEを発症するリスクが高まる

Proc Natl Acad Sci 2010; 107: 7881より引用

実際にこの遺伝子変異をホモでもっていると、SLEの発症リスクが1・7倍に増加する一方で、重症マラリアになるリスクが0・5倍に低下することが報告されています（Proc Natl Acad Sci 2010; 107: 7881）。つまり、このFcγ受容体の遺伝子変異は、マラリアに罹りにくいがために自然選択され、その代わりに、SLEになりやすい、というリスクを負うことになったと考えられます。

Fcγ受容体は、抗体を認識した細胞が炎症を惹起したり、鎮静化させたりするために働く指令を出す分子です。生体はどちらかというと外敵と戦うことに重きをおいていますから、炎症を惹起するほうのFcγ受容体は複数あります。一方、炎症を鎮静化する方向に働く受容体は一種類（Fcγ受容体Ⅱb）しかありません。そして、この炎症を止める方向に働くFcγ受容体の遺伝子を、動物モデルでノックアウト（特定の遺伝子配列を除去すること）して働かなくすると、その動物は体内の炎症を鎮めることができなくなりSLEを発症することが分かっています（Immunity 2000; 13: 277）。一方、それらの動物は、実験的なマラリアの感染に対しては抵抗性を示したのです。

すなわち、SLEにかかわるFcγ受容体の変異は炎症を惹起しやすく、マラリアに罹った時に重症化しにくいというメリットを持っていたがために、アフリカや東南アジア、ラテンアメリカなどのマラリア蔓延地域の人たちによって遺伝子が自然選択されてきたのです。ところがそれらの遺伝子が、現代では彼らがSLEを発症したり、重症化しやすかったりする大きな理由となっているのです。

サルディーニャ島での新発見

SLEにかかわる遺伝子がマラリアによって自然選択された例を、ヨーロッパでもみることができます。

地中海のリゾートとして知られるイタリアに属する美しい島、サルディーニャ島は、S

ＬＥや１型糖尿病、多発性硬化症などの自己免疫疾患にかかる人が多い島として知られていました。そこで、その原因を調べるために、２０１５年に住民を対象とした遺伝子検査が行われたのです。その結果、サルディーニャの人たちに特徴的なＳＬＥにかかわる遺伝子変異が新たに一つ同定されました。それがＢＡＦＦという遺伝子にかかわる変異です（N Engl J Med 2017; 376: 1615）[※3]。

このＢＡＦＦが大変興味深いのは、現在、ＳＬＥに対する治療薬としてＢＡＦＦ蛋白を標的とする生物学的製剤[※4]が開発され、最先端の有望な治療薬として使用されているからです[※5]。

感染がおきたときに、Ｔ細胞という免疫系の司令塔の指令を受けて「抗体」というミサイルを発射するのがＢ細胞です。ＢＡＦＦはＢ細胞を活性化して抗体を作りやすくする物質であり、これがたくさんあると、感染微生物に対する抗体だけでなく自己抗体も産生され、ＳＬＥを発症するのです。この島でＳＬＥを発症した患者さんでは、ＢＡＦＦがたくさん産生される変異があり、そのためにＳＬＥになりやすかったという訳です。

そしてこのＢＡＦＦ遺伝子の変異は、イタリアを含めたヨーロッパ全土ではみつからず、サルディーニャ島でだけ見つかった新たな変異でした。

このように、ある土地にだけ新たな遺伝子変異がみつかった場合には、その地域に特有

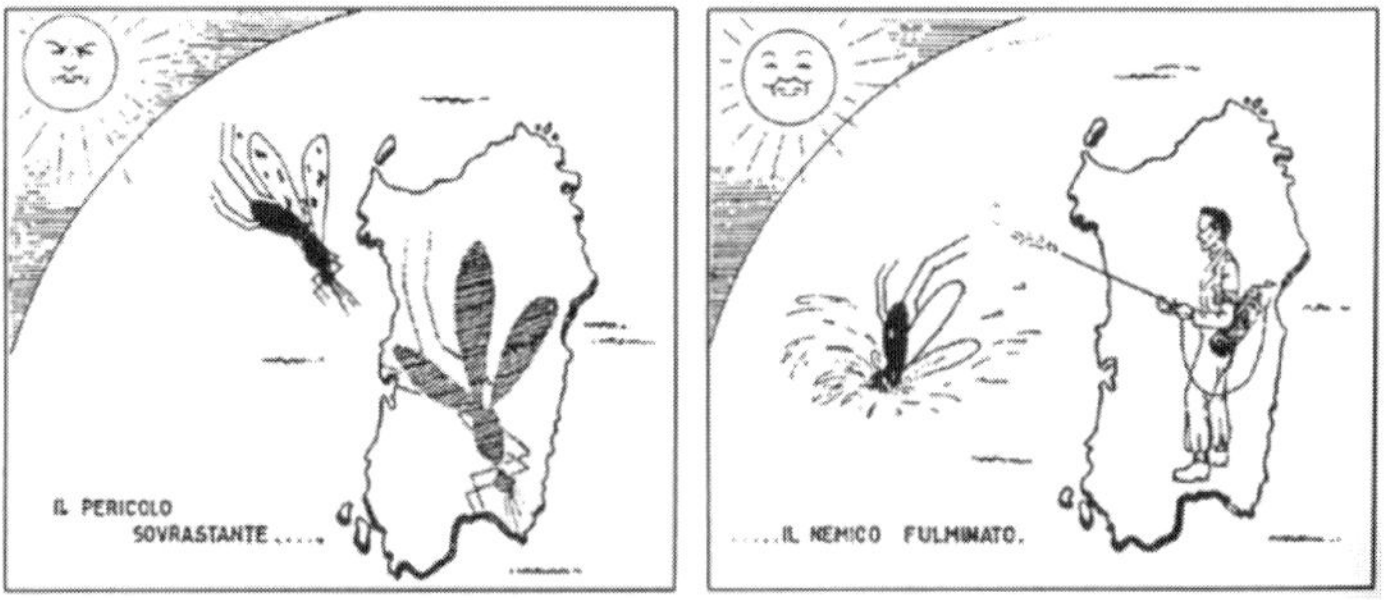
IL PERICOLO
SOVRASTANTE.....
.....IL NEMICO FULMINATO.

図10　マラリア撲滅運動を伝えるイラスト

サルディーニャでは、1946年から1950年にかけて
マラリアの撲滅が行われた

Emerg Infect Dis 2009; 15: 1460より引用

の事情があって、リスク遺伝子を持つ人が「自然選択」の結果増えていた、と考えられます。

　サルディーニャ島でだけこの遺伝子変異がみつかった理由について、医学雑誌「New England Journal of Medicine」では、サルディーニャ島では１９５０年までマラリアが蔓延していたことを指摘しています。この島では、１９４６年になってようやくマラリアの撲滅事業が行われましたが、それまではマラリアの蔓延地域だったのです。

　では、なぜこのＢＡＦＦの遺伝子変異があるとマラリアに対する抵抗性（罹りにくいか、もしくは、罹っても重症化しにくいこと）につながるかといいますと、ＢＡＦＦがたくさんあることで抗体を効率的に作ることができる、つまり、マラリアになったとしても、それを除去する抗体を生体がたくさん作

ることが出来るので、マラリアに対して抵抗性になっていた、ということが言える訳です。実際にBAFF遺伝子を過剰発現させたマウスはSLEを自然発症しますが、このマウスにマラリアを感染させても、マラリアに対して抵抗性を示します。

つまり、BAFFが過剰であることは、マラリアに対する抵抗性に繋がり、一方でSLEの発症リスクとなっていたのです。それで、マラリアが蔓延していたサルディーニャ島ではそのような遺伝子変異を持つ人がたくさん残っており、それがSLE発症のリスクとなっていた、ということがわかったのです。

サルディーニャ人はどこから来たのか？

地中海の真ん中、イタリアのローマから南西に350㎞の距離に浮かぶサルディーニャ島は、孤島という閉ざされた環境の中で独特の文化をはぐくんできました。

サルディーニャ島とイタリア半島との間には深い海溝があり、島の山岳地帯の山肌には、約3億年前にこの島が海底から隆起して生まれたときのままの、ゴツゴツした石の地層が、いたるところにむき出しとなっています。サルディーニャ島には、紀元前1600年から紀元前500年頃に建設されたと考えられる巨石を円錐型に積み上げたヌラーゲと呼ばれる遺跡があちこちに点在しており、先史時代から石をつかった文明が栄えていたことが分かります。いわば、サルディーニャ島は「石」の島なのです。島民が話すサルディーニャ語は、イタリア語の方言の一つというよりも、その祖語である古代のラテン語からロマンス語の面影を色濃く残していると言われます。1921年にこの地を訪れた作家D・H・ロレンスは、太古の香りを残したこの島を大変気に入り、「この島はイタリアであってイタリアでない。他のどこにも似ていることがない」と述べました（D・H・ロレンス『海とサルデーニャ』晶文社）。そのとおりサルディーニャは、ヨーロッパ文化圏内に存在しながら、その実質は古代の荒々しい魂を残しており、明らかにヨーロッパ本土のものとは異なっているのです。

遺伝学的にみても、サルディーニャ島民のもつミトコンドリア遺伝子の約8割が[※6]、この島以外ではみられない遺伝子の系統に属しており、独特の起源をもつことが示されました。それでは、サルディーニャの人たちはいったいどこから来たのでしょうか？

2012年、イタリアとオーストリアの国境のエッツ渓谷の氷河で見つかった約5300年前のミイラ「アイスマン」の遺伝子を解読したところ、「アイスマン」の遺伝子は現代のサルディーニャ人の遺伝子と驚くべき一致をしめしたのです（Nat Commun 2020; 11: 939）。つまり、サルディーニャ人には、農耕革命（後述）を経てしばらくたった頃の古代ヨーロッパ人の遺伝子がそのまま残されていたのです。また、サルディーニャ人の遺伝子はスペインのバスク地方（ピレネー山脈の周りに位置し、スペイン人とは異なる独自の文化や言語を持つ）の人たちの遺伝子とも高い類似性を認めました。つまり、サルディーニャには約7000年前に、ヨーロッパから初期農耕民が流れ込み、約2万年前からもともとこの島に住み着いていた狩猟採集民と混血し、島という隔絶された環境の中でその遺伝子を保存してきたのです。

サルディーニャ人はこのように古代ヨーロッパ人の遺伝子をそのまま受け継いでいますが、現代のサルディーニャ人が罹りやすい病気の遺伝子は、その出自だけでは説明できません。地中海貧血（サラセミア）などの赤血球異常症の高い有病率は、明らかにマラリアによる自然選択の影響を示唆します。サルディーニャには、ファビズムと呼ばれるソラマメを食べられない人たちも多く、その原因としてG6PD欠損症というソラマメを食べたときに急性溶血性貧血を起こしてしまう遺伝病があり、これもマラリアに対する耐性のために自然選択された病気であることがよく知られています。

そして、SLEや1型糖尿病、多発性硬化症など複数の自己免疫疾患がサルディーニャに多い理由についても、マラリアによる自然選択の影響が考えられているのです。

なお特筆すべきは、そのように様々な病気のリスクを抱えているにもかかわらず、サルディーニャは100歳以上の男性の人口密度が世界で一番高い長寿の島として知られていることです。それには、豆や発酵食品の多い伝統的な食事に加え、家族や社会の絆に支えられた精神的に満ち足りた暮らしが関係していると言われています。

マラリアが自己免疫の遺伝子を形作る

これらの遺伝子研究の結果、ＳＬＥという自己免疫疾患とマラリアという感染症との間には、遺伝子から見てきわめて深い関係があることが分かりました。ＳＬＥにかかわる遺伝子の少なくとも一部は、マラリアに対する抵抗性から自然選択されてきたと考えられるのです。

しかし、マラリアが自己免疫疾患の遺伝子に与えた影響は、決してＳＬＥだけにとどまるものではありません。例えば、ＳＬＥ患者に多く見られるＦcγ受容体遺伝子の変異は、ＳＬＥだけでなく関節リウマチや、自己免疫でおきる1型糖尿病などのリスク遺伝子にもなっています。また、サルディーニャ島でみつかったＢＡＦＦ遺伝子の変異も、ＳＬＥだけでなく多発性硬化症のリスク遺伝子にもなっていました。

このように、マラリアという強力な感染症は、自然選択を通してＳＬＥだけでなく様々な自己免疫疾患の遺伝子に影響を与えてきたのです。

マラリアが自然選択に影響を与えやすかったわけとは？

それではなぜ、マラリアはそれほどまでに人類の遺伝子に強い影響を与えてきたのでしょうか？　マラリアが最も古くからある病であるということはその理由の一つでしょう。しかし、マラリアはそれだけでなく、自然選択を通して人類の遺伝子に影響を及ぼしやすいもう一つの大きな理由をもっていました。それは、5歳以下の子ども、そして妊婦が特に感染しやすかったということです。

遺伝子の自然選択に影響を与えるような感染症というのは、生殖年齢に達するまでの子どもを殺したり、状態を著しく悪くしたりすることによって、彼らが交配して遺伝子を残すのを妨げるような感染症です。重篤な感染症であっても、高齢者しか死なない場合は子孫の遺伝子に影響を与えることはありません。

つまり、マラリアという病気は、人類発祥の瞬間から私たちの傍らに存在しただけでなく、子どもや妊婦を特に襲うことで、様々な感染症の中でもとりわけ私たち人類の遺伝子に大きな影響を及ぼしてきたのです。

2021年の女性患者がSLEを発症した理由

第Ⅰ部の冒頭でご紹介した現代の病室の女性ＳＬＥ患者さん、この患者さんがＳＬＥを発症した理由として、その祖先にあたる集団が、南アジアでマラリアによるエピデミックにさらされたことが関係しているかもしれません。このイベントをきっかけに、マラリアに対して抵抗性でかつＳＬＥのリスクとなる遺伝子が生まれ、それが東アジアに向かった人たちの間で受け継がれるようになったのです。そのことが、女性患者さんがＳＬＥを発症した遠因となったという可能性です。

マラリアという病気は、現代の日本人にとっては遠いものに感じられるかもしれません。しかし、例えば私の外来には、稀に遺伝性球状赤血球症とＳＬＥを合併した患者さんが来院されることがあります。遺伝性球状赤血球症（常染色体顕性（優性）遺伝で日本では最も頻度の高い遺伝性赤血球異常症）は、明らかにマラリアによる自然選択が考えられる疾患ですので、このことからおそらくこの患者さんの祖先は、アジアの南方のマラリア蔓延地域をとおって、日本にやってきたことが想像されるわけです。

遺伝子の解析技術とバイオインフォーマティクスという学問は、日々進化しています。そのため近い将来には、自分の祖先がどこからどのように経由してやってきたか、ということについて遺伝子から明らかにすることができる時代がくるでしょう。そしてその際には、病気の患者さんの原因遺伝子についても、それがいつの時代のどの地域で起きたイベントが関係している可能性がある、ということすらも診断できる時代がくると思われます。

その時に私たちは、なぜ病気が起きるようになったのかを知るようになるのです。

※1　ダーウィンが『種の起源』を著したときには、遺伝子の存在はまだ証明されていなかった。ダーウィンが唱えたアイデアは、その後メンデルによるエンドウ豆の交配実験や、ワトソン、クリックらによるDNAの二重螺旋構造の発見など、後続の研究者たちによって証明されていった。

※2　遺伝子の個体差のうち、極めてまれにしかみられないものを遺伝子変異と呼び、人口の1%以上の人がもっているものを遺伝子多型と呼ぶ。本書では、分かりやすくするためにどちらも遺伝子変異に統一した。

※3　サルディーニャ島でSLEを発症した患者では、BAFF遺伝子のプロモーター部分に変異があり、BAFF蛋白が過剰に産生されるようになっていた。プロモーター遺伝子とは、ある特定の遺伝子の転写を促進するDNAの部分のことを指す。細胞は、遺伝子を設計図にして蛋白質をつくりだすが、プロモーターはその特定の遺伝子からタンパク質をつくることを促進する。

※4　生物学的製剤：特定の分子の働きを選択的にブロックするために作られた人工的な抗体。化学的に合成するのではなく、分子生物学の技術を使ってつくる。抗体医薬品とも呼ぶ。

※5　BAFF蛋白を標的とする生物学的製剤ベリムマブが、2017年よりSLEに対する画期的な治療薬として承認され、本邦でも使用可能となった。

※6　ミトコンドリアとは細胞内の小器官で、ミトコンドリアの遺伝子は、母親からしか受け継がない。

SLEなどの自己免疫疾患の遺伝子に影響を与えた感染症は、決してマラリアだけではありません。それぞれの地域で猛威をふるった様々な感染症が、遺伝子の自然選択に影響を及ぼし、多様な症状を示す自己免疫疾患を形作ってきた可能性があります。

第3章

史上最悪のインフルエンザ

スペイン風邪

2019年より始まった新型コロナは、世界で5億人以上が感染し500万人以上が死亡したパンデミックとなりました。このパンデミックは、感染症としての重篤さだけでなく、それに付随した情報が、私たちの生活様式に様々な混乱と変化をもたらした感染症であったといえると思います。

初期に流行した「アマビエ」の護符や、「三密」

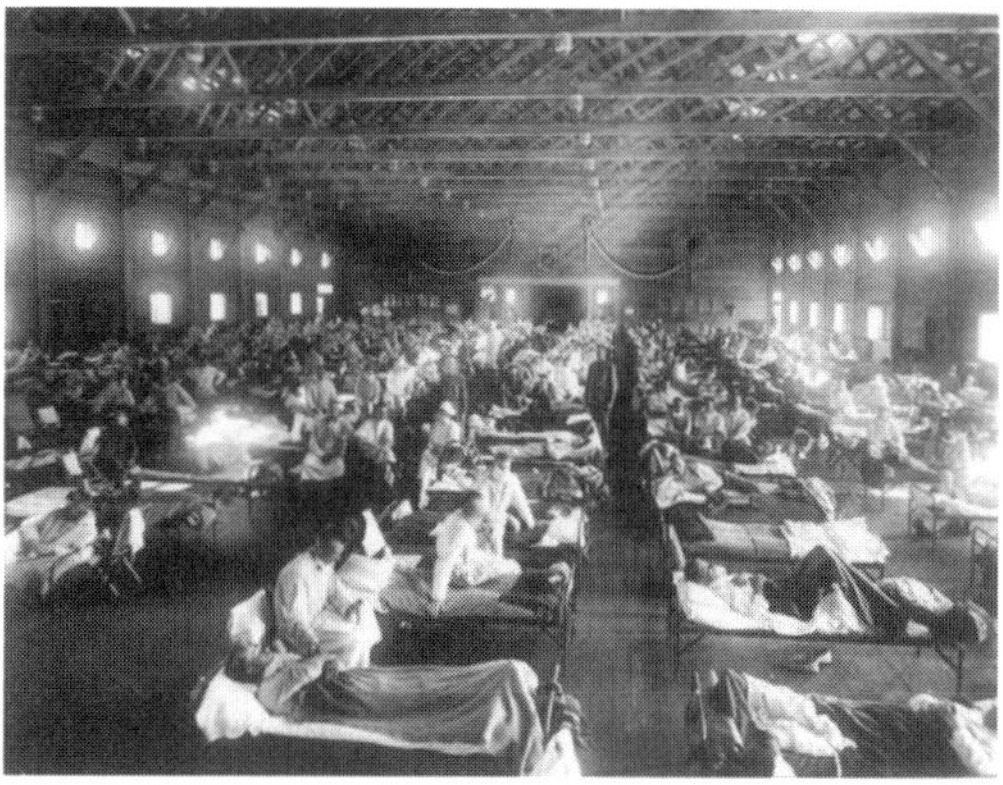

図11 「スペイン風邪」インフルエンザ
軍事病院の仮設ベッドに横たわる人々

PLoS Biol 2006; 4: e50より引用

という キーワード、「黙食」をする幼稚園児など、皆さんも新型コロナにまつわる様々な風景が思い浮かぶと思います。そして、人と会うことを極力避け、会うときには必ずマスクをして2m以上の距離をとる、ニューノーマルと呼ばれる生活様式が、当たり前となったのです。

しかし、わずか100年ほど前には、この新型コロナをはるかに上回るパンデミックがあったのです。それは、1918年から世界中で猛威を振るい、史上最悪のインフルエンザと呼ばれた「スペイン風邪」インフルエンザです。

スペイン風邪は、当時の世界人口の三分の一に近い5億人が感染し、約5000万人を死に至らしめました。感染者数は新型コロナとほぼ同数ですが、死者数はその10倍ですので、現代との医療水準の差もありますが、新型コロナよりもはるかに重篤な感染症であったと言ってよいでしょう。もう一つ特筆すべきは、新型コロナで死亡した人のほとんどが65歳以上の高齢者であったのに対し、スペイン風邪の死亡例のほとんどは65歳以下であり、15～35歳の若年者層に最も多くの死者を出したという点です。これらの事実から、スペイン風邪はこれまで人類が経験した中でも最悪のパンデミックの一つと言われています。

今も昔も「マスクとうがいと予防接種」

「スペイン風邪」は日本にも上陸し、1918年から1919年までの間に3回の大きな波があり、2300万人が感染し38万人が死亡したとされます。

当時の新聞をみますと、「流行性感冒」の流行により、大相撲の力士が休場したり、師範学校が休校になったり、死者の増加に伴い火葬場が混雑したりした様子が報じられています。特に目をひくのは軍艦「矢矧《やはぎ》」事件で、オーストラリア近海での任務を終え本国に帰る途中、シンガポールに寄港した際に上陸した船員からウイルスが持ち込まれ、469人の乗組員中306人が罹患し、うち48人が死亡した、というものです。ちょうど新型コロ

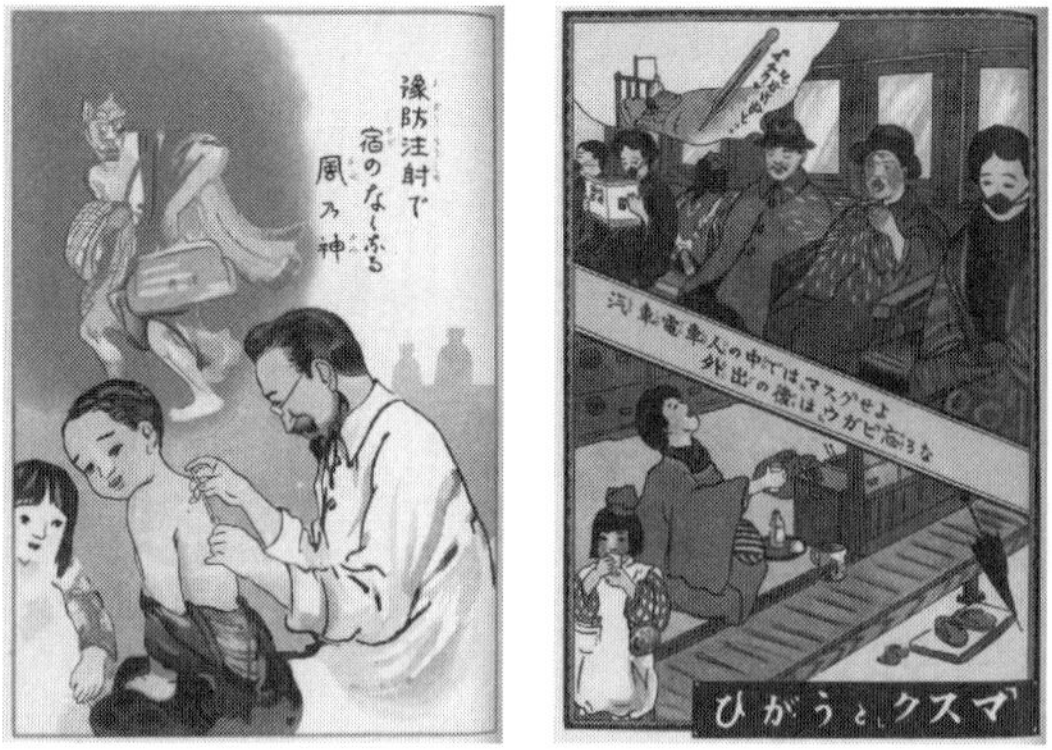

図12　「スペイン風邪」の流行を防ぐために内務省衛生局が作成したポスター

出典　国立保健科学院

ナの初期におきたダイアモンド・プリンセス号の集団感染と同様に、閉鎖空間の中で爆発的に感染が拡がったものと思われます。

この悪性の「流行性感冒」の蔓延をふせぐために、内務省衛生局は啓発ポスターを作成して予防を呼びかけました。それを見ると今も昔も感染症を予防するための原則が「マスクとうがい、ひと予防接種」であったことが分かります。現代の新型コロナと同様に、人々はこの未曾有の感染症を前に右往左往していたのです。

スペイン風邪インフルエンザの秘密

では、なぜスペイン風邪インフルエンザはこれほどまでに猛威をふるったのでしょうか？　その謎を探るために、1997年、ヨハン・フルティンに率いられた研究チームがアラスカの永久凍土に埋葬されていたスペイン風邪で死亡した4人の遺体を発掘しました。彼らの遺体からウイルスの遺伝子を取り出して、世界的な大流行を巻き起こしたインフルエンザウイルスの病原性を明らかにするためでした。

凍土から取り出されたスペイン風邪インフルエンザの遺伝子を解析したところ、それらは奇妙な特徴をもつことが分かりました。このインフルエンザウイルスは、通常のヒトの季節性のインフルエンザの遺伝子配列の間に、鳥のインフルエンザウイルスの遺伝子配列がつぎはぎで含まれていたのです。つまり、スペイン風邪は、季節性のヒト・インフルエンザウイルスと鳥のインフルエンザウイルスとが交雑（遺伝子交換）したことで強力な毒性を発揮するようになった、現代でいうところの「鳥インフルエンザ」であったことが分かったのです（Nature 2007; 445: 319）。

1型インターフェロン

それでは、この遺伝子融合によってもたらされたスペイン風邪インフルエンザウイルスは、どのような特徴をもっていたのでしょうか？

遺体から取り出したウイルス遺伝子をもとにして、不足している部分の情報を既存ウイルスの遺伝子から補うことで、その機能を確かめることができます。そうして明らかになったスペイン風邪インフルエンザが例年の季節性インフルエンザと異なっていた点は、宿主（感染症に罹った人）の1型インターフェロン関連遺伝子を働かなくする、ということでした（J Virol 2009; 83: 10557）[※1]。

1型インターフェロンは、インフルエンザをはじめとする様々なウイルス感染に対して戦うために非常に重要な分子です。1型インターフェロンのシグナルが働くことで、多くの細胞は臨戦状態となり、ウイルスと戦うための戦闘力を一気に高めるのです。

スペイン風邪インフルエンザでは、この宿主がウイルス感染と戦うための1型インターフェロンを無力化する変異をもっていたため、極めて多くの人々に感染することができ、世界的なパンデミックにつながったと考えられます。

新型コロナウイルスの感染でも、1型インターフェロンは感染防御に重要な役割を果たしており、インターフェロンが働きにくい遺伝子型をもつ人たちは、新型コロナに罹患したときに重症化する割合が高かったことが報告されています（Nature 2021; 591: 92）。逆に、もともと1型インターフェロンをたくさんつくることのできるような遺伝子型をもっていた人たちは、このようなウイルスにかかったとしても重症化しにくく、生き延びることができた確率が高かったと考えられます。

1型インターフェロンとSLE

一方、1型インターフェロン関連遺伝子は、SLEをはじめとする多くの全身性自己免疫疾患において、病気の発症にかかわる最も重要な遺伝的リスクの一つであることが分かっています。SLEでは、1型インターフェロンのシグナルが過剰に働くことで免疫が暴走し、様々な臓器が障害されてしまうのです。その証拠に、近年ではインターフェロンを阻害する生物学的製剤が、SLEに対する最先端の有望な治療薬の一つとして使われるようになっています。[※2]

実際に、SLEの患者さんの血液中には、健康な人達と比べてとりわけ高いレベルの1型インターフェロンの活性が認められます。そして興味深いことに、それらのSLE患者さんの両親や、病気を発症していない兄弟の血液を調べますと、彼らは健康であるにもかかわらず、健常人よりわずかに高いレベルの1型インターフェロン活性を保持していました。これはどういうことを意味するのでしょうか？(Genes Immun 2007; 8: 492)

おそらくこのSLE患者さんの両親は、どちらとも何らかのインターフェロンの活性を高める遺伝子を祖先から引き継いできたものと思われます。それは、祖先が何らかの重篤なウイルス感染症を生き延びる際に有利に働いたものであったでしょう。そして、この両

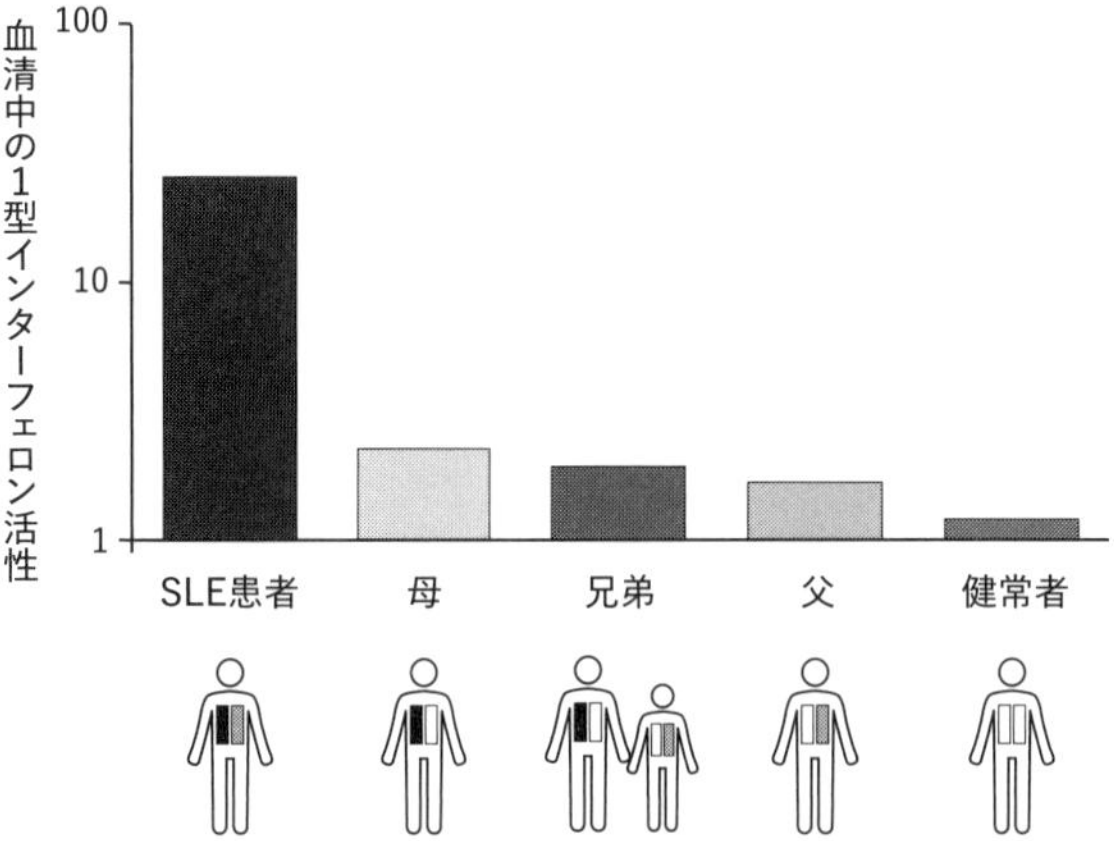

図13　SLE患者とその家族、健常者における血液中の1型インターフェロン活性

Genes Immun 2007; 8: 492より改変

親の子供たちは、インターフェロン活性に関して4つのパターンで遺伝子を受け継ぎます。

4人のうちの1人は、両親のどちらからもインターフェロン活性を高める遺伝子を受け継ぎません。この子供は、両親よりもウイルス感染に対する抵抗性がやや低い可能性があります。うち2人は、両親のどちらか一方からのみ、インターフェロン活性を高める遺伝子を受け継ぎます。そのことで、両親と同程度のウイルス感染に対する耐性を備えています。そして最後の1人は、両親ともからインターフェロン活性を高める遺伝子を2つ受け継ぎます。そのことで、ウイルス感染に対しては強い抵抗性を示しますが、そのかわり、ＳＬＥのような免疫暴走による病を発症するリスクが高くなるのです。

つまり、ＳＬＥ患者さんでは、両親から受け継いだ1型インターフェロンをよく産生する体質が重なり合ったことで、高度にインターフェロンを産生する体質となり、ＳＬＥの発症に至った可能性が考えられます。

1型インターフェロン遺伝子の自然選択

このように、1型インターフェロンを過剰に産生しやすい体質は、インフルエンザなどのウイルス感染からの生存には有利に働く一方、ＳＬＥなどの自己免疫疾患の発症に対しては不利に働いてしまう可能性があるのです。

スペイン風邪インフルエンザとＳＬＥなどの自己免疫疾患との関係は、疫学的には証明されていません。しかし、1型インターフェロンは様々なウイルス感染において共通する、感染防御に最も重要な役割を果たす分子の一つであることから考えると、それぞれの地域で重篤なウイルスによるエピデミックが発生した際には、1型インターフェロンを強く働かせることができる遺伝子を持つ個体が選択的に生き延びた可能性があります。

世界中の様々な地域で、それぞれの地域に特有の1型インターフェロン関連遺伝子の変異がみつかり、それがSLEなどの自己免疫疾患のリスクと関係していることが示されています。例えば、東アジアでは東アジアに特有の1型インターフェロン関連遺伝子の変異がみつかるのです（Ann Rheum Dis 2021; 80: 632）。それらは、それぞれの地域で猛威を振るった過去の何らかの感染症の影響により、自然選択されてきたのです。

スペイン風邪では なぜ若者ばかりが死んだのか？

スペイン風邪インフルエンザウイルスは、鳥のインフルエンザウイルスとの遺伝子融合によって生まれた特殊なウイルスであり、宿主のインターフェロンの働きを無効化させる遺伝子変異を身につけたことが、パンデミックへとつながったことが分かりました。

しかし、それにしてもなぜスペイン風邪インフルエンザでは、高齢者はあまり死亡せず、若者ばかりが死ぬことになったのでしょうか？　この点について、近年の鳥インフルエンザのデータが重要な示唆を与えてくれます。

香港では、1997年と2013年の2回、鳥インフルエンザのエピデミックが発生しました。2013年の鳥インフルエンザでは、1968年以前に生まれた高齢者が多く重症化しました。抵抗力の弱い高齢者のほうが重症化しやすかったという予想された結果です。ところが、１９９７年の鳥インフルエンザでは、高齢者はあまり重症化せず、重症化したのは１９６８年以降に生まれた若い人たちばかりだったのです。

１９６８年を境になぜこのような違いが生じたのかを調べたところ、この年を境に季節性インフルエンザの主要な型が変化していることが分かりました。季節性インフルエンザウイルスが感染するときにつかうウイルス表面の突起部のＨＡ抗原が、１９６８年を境にＨＡ１型からＨＡ２型に変化していたのです。そして、１９９７年の鳥インフルエンザは季節性インフルエンザのＨＡ１型に相当する抗原を、２０１３年の鳥インフルエンザは季節性インフルエンザのＨＡ２型に相当する抗原をもっていました（Science 2016; 354: 722）。

つまり、幼少期にＨＡ１型の季節性インフルエンザに罹ったことのある人は、同じ型をもつ１９９７年の鳥インフルエンザの重症化を免れ、ＨＡ２型の季節性インフルエンザの罹患経験のある人たちは、２０１３年の鳥インフルエンザがおきたときに重症化を免れたのです。

従って、感染拡大防止という問題をわきにおくならば、今回の新型コロナのような、小児が罹っても重症化することが少ない感染症については、幼少期にそれに罹っておくことは必ずしも悪いことではありません。将来、より重篤なシン・コロナが登場した時には、新型コロナの罹患歴のあった人のみが生き延びた、ということも起こらない訳ではないのです。

※1　1型インターフェロンとは、ウイルス感染の際に産生される代表的なサイトカイン（生理活性物質）の一つ。ウイルス感染を感知したプラズマ樹状細胞が産生するインターフェロンαなどを1型インターフェロンと呼び、主にT細胞が産生するインターフェロンγなどを2型インターフェロンと呼ぶ。

※2　1型インターフェロンのレセプターをブロックするアニフロルマブという生物学的製剤が、SLEに対する画期的な治療薬として2021年に承認された。ベリムマブに次いでSLEに対して認可された2剤目の生物学的製剤である。

第4章

コウモリの不吉

「猿の惑星」の公開がきっかけとなったパニック

2014年、映画『猿の惑星：新世紀《ライジング》』が封切られた直後に、日米の株価が同時に下落しました。そのきっかけは、人類にとって極めて恐ろしい病「エボラ出血熱」の感染者が、アメリカ本土で初めて1名出たことが報道されたことでした。しかも、このエボラ出血熱患者と接触した可能性がある人が80人もいたのです。そのため、この致死的な感染症の報告と、パンデミックをきっかけに人類が滅亡しサルにとってかわられるという「猿の惑星」で描かれた世界観とがシンクロして、一時的なパニック的恐怖を引き起こし、株価や経済に打撃を与えたのです。

致死率の高い病

「エボラ出血熱」は、エボラウイルスによって起きる感染症で、発熱と激しい頭痛、下痢、嘔吐、腹痛などとともに、吐血、下血などの出血症状を引き起こします。この病気が恐れられているのはその高い致死率で、1995年にコンゴ民主共和国で起きた最初の集団感染では、315人の感染者のうち250人が死亡し、8割近い致死率を示しました。

これは、もともとコウモリによって媒介される、アフリカ大陸にみられた風土病で、それまでも、アフリカ地域では時に、地域的に散発的に流行が見られていました。しかし、死亡率があまりに高い感染症は、感染した人が早期に死んでしまうため大規模な集団感染には至らないという原則の通り、大きな集団での感染事例は確認されていませんでした。

ところが、2014年におきたアウトブレイクでは、徹底した感染防御策によって早期の感染封じ込めがはかられたものの、それでも西アフリカ地域における最終的な感染者数は2万8220名、最終的な死亡者数は1万1291名にのぼったのです。

2014年のエボラ出血熱の感染源

エボラウイルスは、マールブルグ熱などと同じフィロウイルス（一本鎖RNAを遺伝子としてもつ紐状のウイルス）に属しています。その自然宿主はコウモリやサルなどの霊長類であり、彼らに不顕性感染（症状がでない）もしくは持続感染していると考えられています。

2014年のエボラ出血熱のアウトブレイクの発端は、ギニアにあるメリアンドウ村に住む2歳の男の子でした。野生動物からこの子への感染経路について、メリアンドウ村で現地調査が行われました。この地域にいる大型の霊長類は狩るのが難しく、狩猟は行われていませんでした。一方、エボラウイルスの自然宿主として知られるフルーツコウモリの狩りは、現地の男たちによってよく行われ、その肉はブッシュミートとして食されていましたが、この子の父親は狩りをしていませんでした。しかし一方、男の子たちがそれよりも小さなオヒキコウモリを捕まえたり、小さな火を起こして焼いたりしていたという情報から、この男の子がよく遊んでいた大木の洞を調べたところ、この木の根元の土壌から、エボラウイルスを保菌していたとみられるオヒキコウモリのDNAが検出されました。この木を燃やしたときには、雨粒のような数のコウモリが中から飛び出して、村人たちは捕まえ食したそうです。2歳の男の子は、オヒキコウモリが巣としていた木の洞で遊んでいて、エボラウイルスに感染したと考えられています(EMBO Mol Med 2015; 7: 17)。

コウモリは不吉な動物?

コウモリは、エボラ出血熱の原因となるだけでなく、新型コロナやSARS、MERSなど、これまで世界でおきた7つの大きなパンデミックのきっかけとなった可能性が指摘されています。ではなぜコウモリを介したウイルス感染は、これほどまでにパンデミックにつながりやすいのでしょうか?

まず、コウモリは、唯一、長距離を飛ぶことができる哺乳類です。そのため、同じ哺乳類である私たちヒトにうつる可能性のあるウイルスを遠くに運ぶことができるのです。陸地から遠く離れた島では、コウモリが唯一の哺乳類であることがよくあります。そのような島では、コウモリは島の人々にとって貴重なタンパク源として食されたこともあったでしょう。しかしそれが島に致死的なウイルス感染症をもたらす場合もあるのです。

加えて、彼らコウモリがもっている特殊な免疫システムが、期せずしてヒトへの高い感染性をもつウイルスを生み出すことにつながっている可能性があります。

まず、コウモリは、ウイルス感染に対抗する1型インターフェロンを、ヒトよりもはる

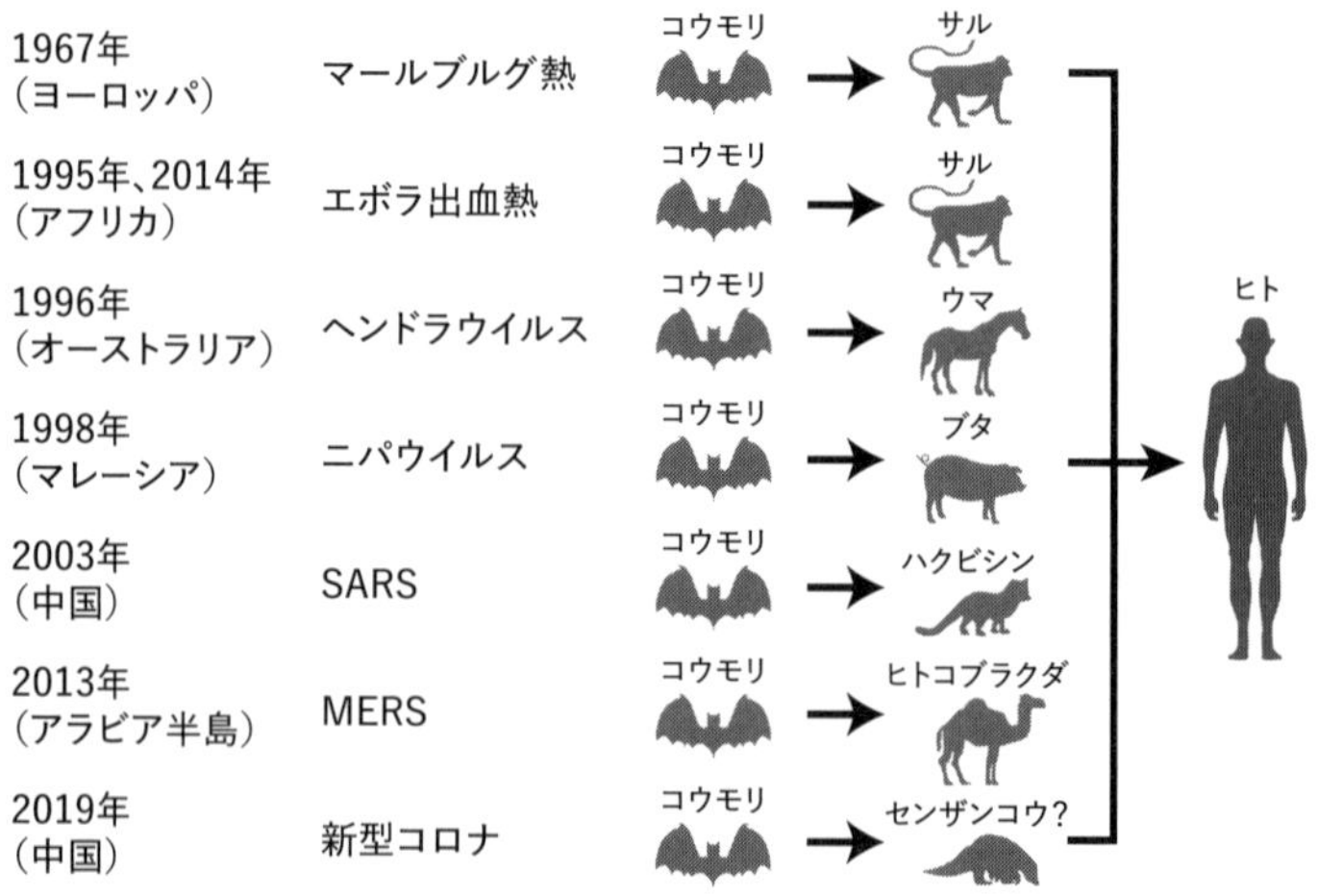

図14　コウモリが発端となったことが疑われているパンデミック

かに高い濃度で維持しています。従って、コウモリに感染することに成功したウイルスは、すでにこの高いレベルのインターフェロンを無力化する変異を身につけており、ヒトへの強い感染性を示す可能性があるのです。一方でコウモリでは、インフラマソームと呼ばれる炎症性サイトカイン[※1]の産生を促す免疫システムの働きが、著しく低下していることが分かっています。そのため、ウイルスに感染したとしても、体の中に強い炎症が起こることがありません。通常の哺乳類であればウイルスに感染するとぐったりとして動けなくなるはずです。皆さんがインフルエンザにかかったときに感じるあのしんどさです。ところがコウモリは、ウイルスに感染して血中にウイルスを抱えていても元気に飛び回っていることが知られていま す。つまり、コウモリは元気に飛び回っていたとしても、その体の中に極めて危険なウイルスを隠し持っている場合があるのです。

コウモリはなぜこのような特殊な免疫系を備えているのでしょうか？　それには彼らの生活様式が関係しています。コウモリは、種によっては2000万匹にもなる巨大なコロニーをつくって生活し、しかもその大集団が洞窟などで密集して暮らしています。そのため、ウイルスがコロニーに蔓延したとしても種全体が絶滅してしまわないように、特殊な免疫系を発達させる必要があったのです。

コウモリは、今から約6500万年前、巨大隕石の衝突による大量絶滅期に、恐竜絶滅のニッチをぬって空へと進出した小型哺乳類です。この厳しい環境変動を生き延びることができたのは、コウモリやネズミのような小型の生き物たちだけだったのです。その後、私たちの祖先にあたるネズミのような小型哺乳類が、陸で様々な形に姿をかえ進化を遂げていった間に、コウモリは長い時間をかけて免疫システムをその生態系にあった形に適応させてきました。そのことで、6500万年の間、変わらぬ姿を保ってきたのです。

このコウモリの特殊な免疫系は、コウモリが生き抜くためには極めて優れたシステムである一方、ヒトにとっては最悪の災厄をもたらすウイルスの供給源となる可能性がありました。

「ドラキュラ伝説」など世界の様々な文化で、コウモリが「不吉をもたらす動物」として描かれてきたのは、コウモリをきっかけに重篤な疫病が流行し村人が死に絶えたようなエピソードが、私たち人類の記憶のどこかに残っているからなのかもしれません。

一方、コウモリの免疫系を研究することは、ヒトの自己免疫疾患に対する新たな画期的な治療法の開発につながる可能性もありますので、今後の研究が期待されます。

エボラウイルスはヒトに潜伏感染することもある

エボラウイルスは、コウモリやサルなどから感染するだけでなく、ヒトに潜伏感染することもあるのです。

2021年2月にも中部アフリカでエボラウイルスの新たなアウトブレイクが起こりましたが、このときのウイルスは、コウモリやサルではなく、ヒトが感染の発端となった可能性が指摘されています。

この発端症例と考えられる女性患者のウイルスゲノムを解読しますと、2014年にギニアで採取されたゲノムとかなりの部分で一致していました。しかも、この2つのウイルスの遺伝子を比べると、ウイルスがヒトからヒトへ伝播しながら生き延びたと仮定した場合に生じる変異の数よりも、はるかに少ない数しか変異がみられませんでした。このことは、この2021年のエボラウイルスは、2014年のエピデミックを生き延びたこの患者さんの体の中で、長い潜伏期間の後に出現した可能性を示唆しています（Nature 2021; 597: 539）。

すなわち、エボラウイルスはコウモリなどから伝染するだけでなく、ヒトの体の中で長期に生き延びて、宿主の免疫力が弱った時に再登場し、次のアウトブレイクにつながる可能性もあるのです。

ポストエボラ症候群

エボラ出血熱では、感染を生き延びた人たちの多くが目や関節、神経などに深刻な不調をかかえており、「ポストエボラ症候群」と呼ばれています。その原因を調べるために、エボラ出血熱にかかって回復したのちに激しい目の痛みを訴えるようになった患者さんの眼球に針を挿入し、検査が行われました。すると、患者さんの眼球の中からは、なんと多数のエボラウイルスがみつかったのです。つまり、血液中にはウイルスが検出されなくなったとしても、眼や脳、精巣などの組織では、エボラウイルスが長期にわたり生存している場合があり、これがポストエボラ症候群といわれる後遺症の原因となっていることが分かってきました（N Engl J Med 2015; 372: 2423）。

これには「免疫特権」と呼ばれる現象が関係しています。つまり、眼や脳、生殖器官などの組織は、臓器機能を温存するために免疫応答や炎症反応が起きにくい性質を備えており、異物を排除するための免疫が働きにくいという特徴があるのです。そして、エボラウイルスやＨＩＶなどのいくつかの病原体では、この免疫特権を逆手にとってこれらの臓器を避難所として利用し、長期に潜伏感染する場合があるのです。

免疫を逆手にとって侵入するエボラウイルス

エボラウイルスは非常に巧妙なウイルスで、宿主の免疫による攻撃を回避する様々な機構を有しています。例えば、前章でご紹介したスペイン風邪インフルエンザウイルスと同様に、エボラウイルスも宿主のインターフェロン活性を無効化する機構をもっています。この性質は、コウモリを長年自然宿主とする中で身に着けた性質と考えられます。

さらにエボラウイルスは、免疫の仕組みを逆手にとって体内に感染する仕組みも備えています。

ヒトの免疫システムが、感染微生物と戦う場合の最も重要な武器は抗体です。生体は、さらにこの抗体の攻撃能力を高めるために、抗体に結合して連鎖反応を起こす補体というシステムをもっています。[※2] ちょうどクラスター爆弾のように、1発の親爆弾から数千個の子爆弾が連鎖反応を起こして殺傷力を高めるのです。

ところがエボラウイルスは、この補体が連鎖反応をはじめる際につかうC1qという分子をつかって、抗体を伝って逆に細胞の中へと侵入してきます（ウイルス 2006; 56: 1: 117）。つまり、生体がもっている最も優れた防御メカニズムを逆手にとって感染してくるのです。そのためにエボラ出血熱では、せっかく抗体ができてもかえって感染が悪化してしまう場合があり、抗体依存性感染増強と呼ばれています。

遺伝性C1q欠損症

C1qがエボラウイルスが感染してくる際に利用する重要な分子であることから考えると、C1qという分子を欠損するとウイルスが侵入できず、エボラ出血熱の感染に対して抵抗性になることが考えられます。

一方、遺伝性C1q欠損症という常染色体潜性（劣性）遺伝病（父親と母親の両方からC1q遺伝子の欠損を受け継いだ場合にのみ発症する）があり、90％以上の確率でSLEを発症することが知られています。通常、SLEは多因子疾患のため[※3]、一つの遺伝子異常だけで発症することはめったにありません。しかし、C1q欠損の場合は、単一の遺伝子異常により、SLEを高率に発症してしまうのです。

C1qを欠損するとなぜSLEを発症するか、ということについては、現代医学では〝waste disposal仮説〟によって説明されています。C1qは感染などで傷んだ細胞をマクロファージ（病原微生物を食べる細胞）が食べて片付ける時に必要な分子であるために、それを欠損すると異常な死細胞が生体内に蓄積してしまい、それらの死んだ自己細胞が「危険」な物質として免疫反応を誘発し、SLEを発症してしまうのです。

しかし、両親から受け継いでしまえば90％以上の確率でSLEを発症するような不利な遺伝子が、なぜ生まれたのでしょうか？

自然選択説の立場からは、この理由が推測できます。遺伝性C1q欠損症は、アフリカや中近東、中南米などの人里離れた村や島で孤発（その場所だけで発生すること）して見つかります。このように他とは隔絶された地域で、エボラウイルスのようなC1qを伝って感染する致死率の高いウイルス感染が発生した場合には、C1qを欠損する個体しか生き残れなかったのではないか、と考えられるのです。従って、このような遺伝的特徴をもつ個体が、SLEを発症するという重いリスクを抱えながらも優先的に生き延び、遺伝病として残ってきた可能性が考えられます。

このように、限られた地域で致死性の高い感染症が発生したときには、その感染症に対する抵抗性をもつ特殊な遺伝子が自然選択される場合があります。そして、そのようにして獲得された遺伝子が、子孫が自己免疫疾患を発症するリスクへとつながる場合があるのです。

※1　サイトカインとは、細胞から分泌される生理活性をもつ蛋白質の総称であり、炎症性サイトカインとは、そのうち周囲の細胞に炎症をひきおこすような作用をもつ生理活性物質のこと。

※2　補体とは、血清中に存在する蛋白質で、補体蛋白同士で連鎖反応を起こし、最終的に炎症を惹起するC5aや、細胞に穴をあけるC5b－9（MAC）の形成に至る。抗体から連鎖反応を開始するときの最初の分子がC1qであり、細菌や真菌の壁成分から連鎖反応がはじまるときの最初の分子がC3や

MBLである。

※3　いわゆる遺伝病は、単一遺伝子疾患で、単一の遺伝子変異により発症する。一方、糖尿病、高血圧、高脂血症などの生活習慣病をはじめとして、現代にみられるほとんどの病気は多因子疾患で、複数の遺伝子の異常に加え、そこに環境因子が組み合わさることで初めて発症する。

第5章

シマウマのステルス戦略

シマウマがシマシマになったのはなぜ？

動物園の人によると、遠足に来た子ども達から聞かれる質問の中で最も多いのは「シマウマはなぜシマシマなの？」という質問だそうです。確かに、シマウマのくっきりとした白黒のストライプは、動物園の中で異彩を放っており子どもたちに強い印象を残すのでしょう。

進化論をとなえたダーウィンも、シマウマのシマシマには、何か生存に適した理由があるはずだと考えましたが、その理由は分かりませんでした。

シマウマのシマシマの理由として、いくつかの理由が唱えられてきました。例えば、あの模様は捕食者であるライオンからのカモフラージュであり、あのくっきりとした白黒がかえって自然のサバンナではみえにくくなっている、というものです。しかし、ライオンがシマウマを捕まえる映像をみますと、シマウマを見失っているようには到底みえません。また、あの白黒は体温を下げるためにあるとの説も提唱されました。黒い部分は日光を吸収して温度が高くなり、白い部分は反射して温度が低くなる。その結果、体表面に対流が生まれ体温を下げる、というのです。シマウマが、アフリカの中でもとりわけ最高気温の高い地域に住んでいることもその根拠とされました。シマウマのぬいぐるみを日なたに置いて実験すると、確かに体表面に風が生じていることが確認できました。しかし、そのぬいぐるみの温度は上がり続け、シマ模様による冷却効果は認められませんでした。

そして、現在、最も有力とされている説が、シマシマが吸血性のハエに血を吸われないようにするために役立っている、というものです。

吸血性のハエ

ウマは世界の各地に生息していますが、シマウマはアフリカのある地域にしか存在しません。そして、シマウマが存在する場所は、ツェツェバエという吸血性のハエが生息している場所と、驚くほど一致しているのです。

ツェツェバエは、サハラ砂漠以南のアフリカ地域にのみみられるハエで、哺乳類や鳥類の血を吸って暮らしています。そしてツェツェバエは、血を吸うだけでなく、眠り病（家畜の場合の病名はナガナ）などと呼ばれる恐ろしい病気を媒介することがあるのです。ヨーロッパ人がアフリカを侵略し植民地にしていった際に、牛や馬を持ち込みましたが、ツェツェバエに刺された家畜は眠り病（ナガナ）にかかってフラフラになってしまい、使い物になりませんでした。ところがシマウマは馬よりも体毛が短く吸血が容易であるにもかかわらず、眠り病にほとんどかからないためこの説が生まれたのです（Nat Commun 2014; 5: 3535）。

そこで、シマウマのシマシマ模様がツェツェバエの吸血を妨げるかどうかを確かめる実験が行われました。茶色の馬の体に、黒・白・シマシマの3種類の服を着せて、ツェツェバエの近縁のアブが着地する割合を調べたのです。そうすると、シマシマの服を着せた部分に着地するアブの数は極端に少なかったのです。一方、服で覆われていない頭部に着地したアブの数を比べると、どの服を着せた馬も同等でした。このことから、シマウマのシマ模様には、アブの着地を妨げる効果があることが示されたのです。ではなぜアブはシマシマの模様のところへの着地を避けたのでしょうか？　この点については、乾燥した大地の中で、交配や産卵に適した水たまりをみつけるために、水面から発せられる水平方向の偏光（水面がキラキラと揺れてまぶしく見える光）を感知するように進化してきたアブやツェツェバエの視覚

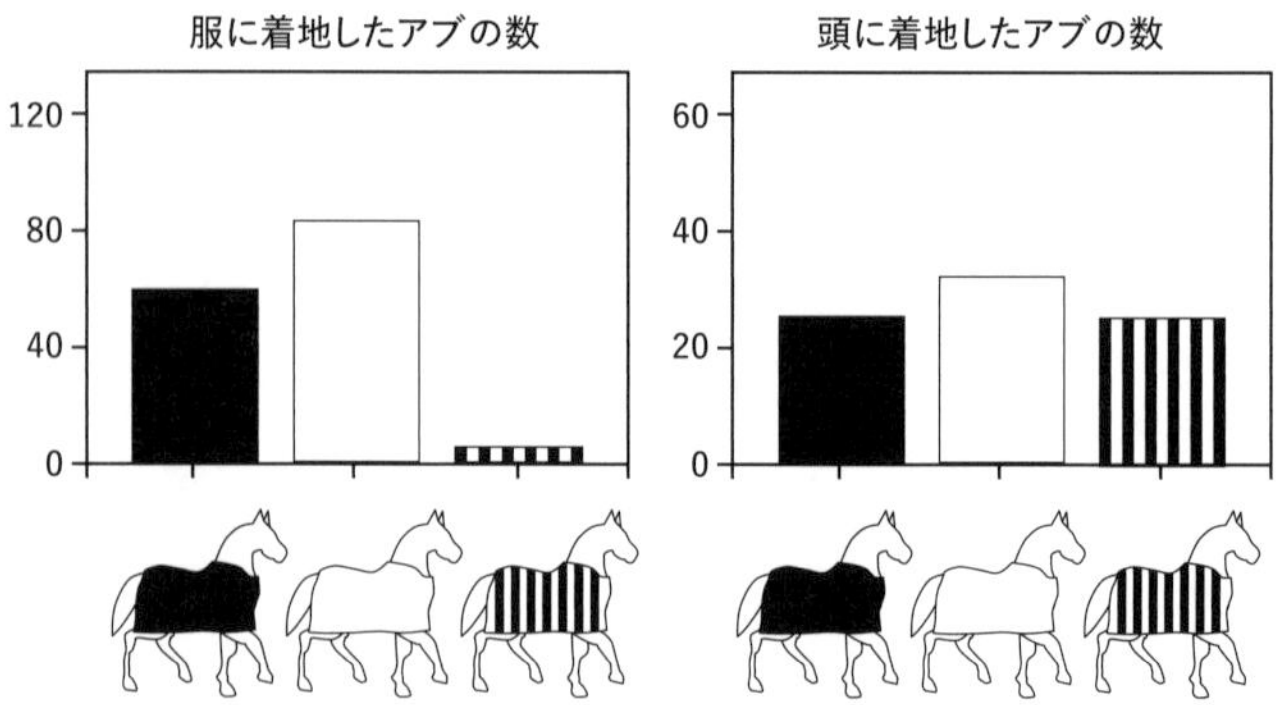

図15　シマシマの服を着せた馬にとまるアブの数

PLoS ONE 2019; 14: e0210831 より改変

システムにとって、白と黒のシマウマの縞模様は視覚を混乱させて、みえなくさせてしまう効果があるようです（J Exp Bio 2012; 215: 736）。すなわち、シマウマは、ツェツェバエからみえなくなるように進化してきて、あのようなシマシマになったのだと考えられます。

アフリカ眠り病

ツェツェバエによって媒介されるヒトの病気の名前は「アフリカ眠り病」といいます。ツェツェバエの存在するサハラ砂漠以南のアフリカにのみ存在する病気で、原因となるトリパノソーマ原虫の種類によって、2つの病型を示します。

トリパノソーマ・ローデシンセに感染すると、急性の経過を示し、髄膜炎症状からみるみるうち

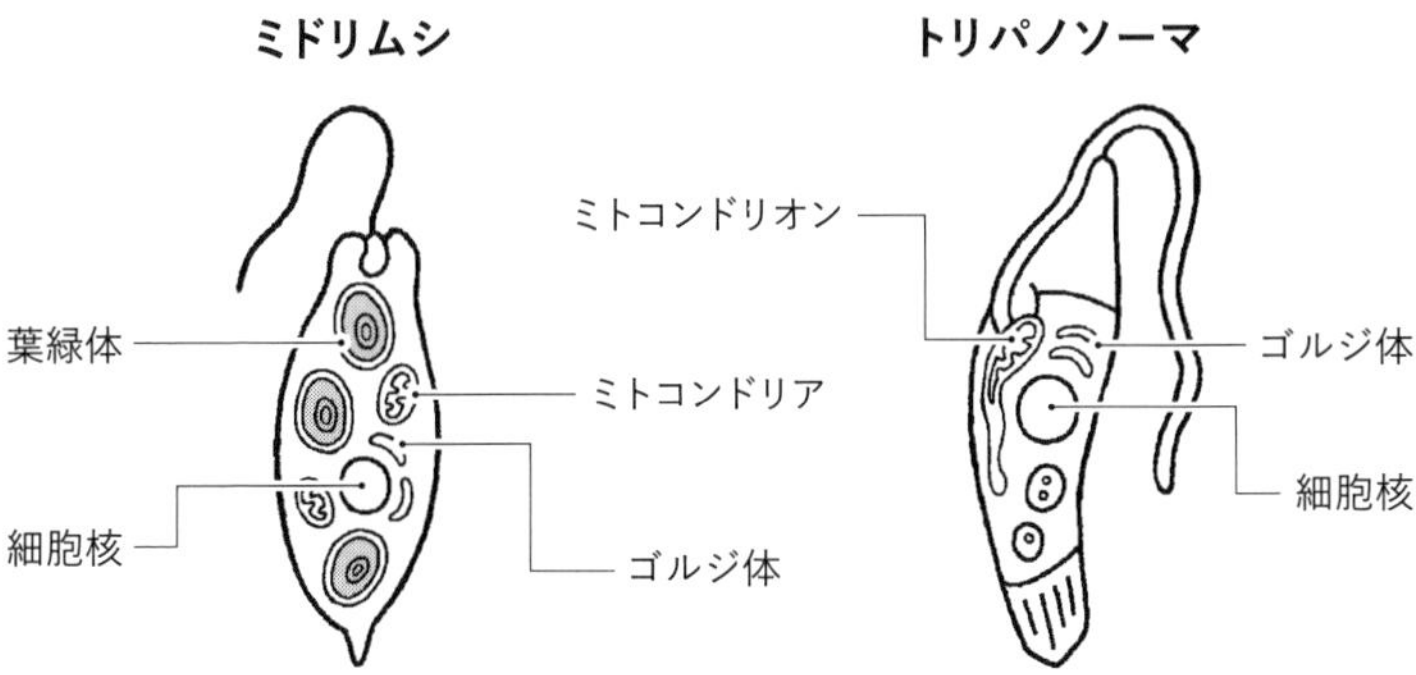

図16　ミドリムシとトリパノソーマ原虫

に昏睡・死亡に至ります。トリパノソーマ・ガンビエンセに感染した場合は、それに対して慢性の経過を示し、数か月、数年の経過で睡眠周期が乱れはじめ、やがて統合失調症とみまちがうような人格変化をきたし、錯乱死に至ります。有効なワクチンはなく、早期に治療されなければ致命的な経過をもたらします。

この病気に感染した患者さんの血液を顕微鏡で観察しますと、鞭毛をもちくるくると動き回るトリパノソーマ原虫をみることができます。「トリパノン」とはギリシャ語で「穴をあける」という意味で、患者さんの血液中からみつかるコルクの栓抜きのスクリューの形をした姿から、トリパノソーマという名前はつけられました。

トリパノソーマは、実はミドリムシの近縁で、ミドリムシが葉緑体をもち光合成による自活の道を選んだのに対し、トリパノソーマは哺乳類や鳥類に寄生して血を吸って生きることを選びました。すなわちトリパノソーマもまた、マラリア原虫と同じように自活生活をやめてならず者として生きる道を選んだ、いわばダークサイドに堕ちた兄弟といえます。

ロベルト・コッホの挫折

この病気の克服に対して、執念をもやした医学者がいます。ルイ・パスツールとともに近代細菌学の父と呼ばれたロベルト・コッホです。

アフリカ眠り病は、もともと、アフリカ中部地域では古くから知られた風土病でした。しかし植民地時代の19世紀末にこの病気の大規模なエピデミックが発生し、ウガンダで25万人、コンゴ盆地で10万人が亡くなりました。そこで1906年、前年に結核菌の発見によってノーベル賞を受賞し、細菌学の泰斗としての名声を不動のものとしたロベルト・コッホが、ドイツ領東アフリカをこの感染から守るために呼ばれたのです。

コッホはこの病気に対しヒ素を多く含むアトキシルという薬による治療を試みると同時に、ツェツェバエを駆除するために「除草伐採作業」をする必要性を進言します。ツェツェバエの幼虫は、植物の陰など直射日光の当たらないところで土中に潜って蛹となり30～

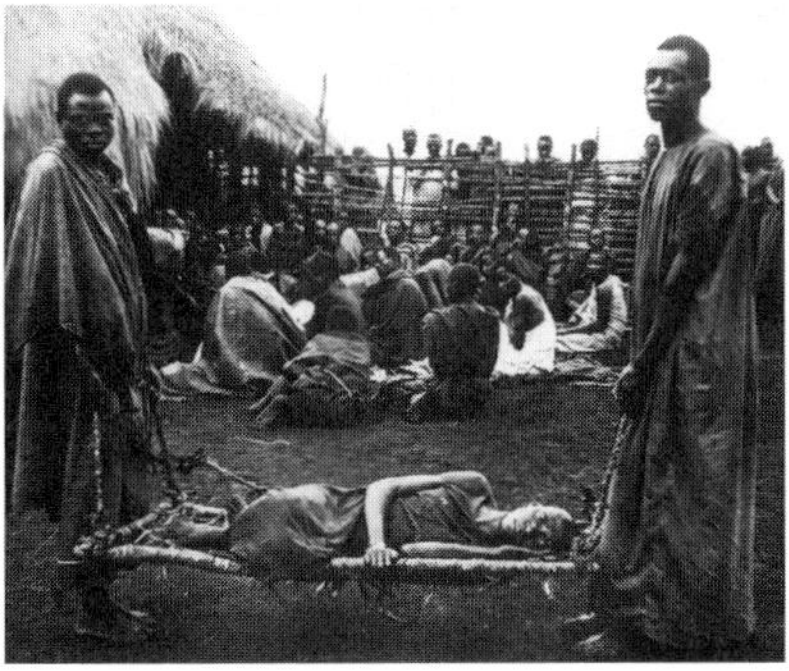 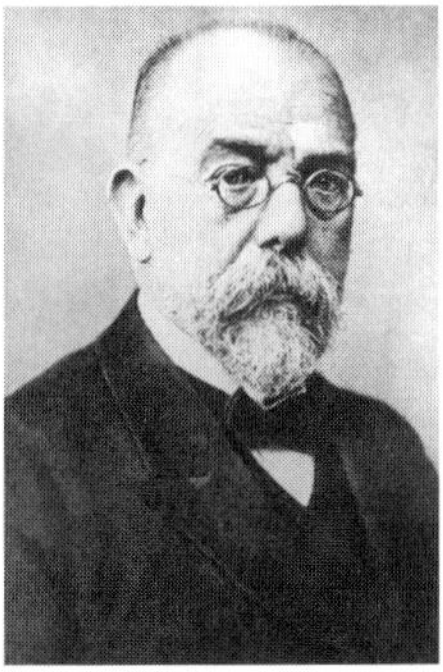

図17　アフリカ眠り病とロベルト・コッホ

左写真：北潔・山内一也『〈眠り病〉は眠らない』（岩波書店）より。右写真：Getty Images

40日後に羽化しますが、この地に自生していたバナナの大きな葉が、適度な日陰と湿気を提供し、ツェツェバエにとって絶好の生息場所を提供していたからです。しかし住民たちは、甘い匂いとともに極上の食べ物を供給してくれるバナナの木を伐採することについて激しく反発します。それでも、時は植民地時代、多くの原住民が半ば強制的に伐採作業に動員され、そして感染によって命を落としていきました。そのため「除草伐採作業」は1年を待たずに中止となります。近代細菌学の父と言われるロベルト・コッホをもってしても、この感染症のコントロールは容易ではなかったのです（磯部裕幸『アフリカ眠り病とドイツ植民地主義』みすず書房）。

ノーベル賞を受賞したロベルト・コッホは、1908年に、その弟子であった北里柴三郎に招かれて来日し、国を挙げての大歓待を受けました。しかし、その歓迎祝賀会においてコッホが講演会のテーマとして選んだのは、ノーベル賞の受賞理由となった結核菌やコレラ菌の発見についてではなく、アフリカ眠り病についてでした。そして「眠り病は、いまアフリカでもっとも問題となっている感染症だ」としてその克服に向けて熱弁をふるいます。これはコッホにとって、どうしても克服したい病であったのでしょう。しかし、コッホはその克服をみることなく1910年に病気で亡くなりました。

アフリカ眠り病とAPOL1

さて一方、アフリカ系アメリカ人の中には慢性腎炎や腎不全になりやすい人達がおり、彼らはAPOL1（アポリポ蛋白L1）という遺伝子の変異をもっていることが知られていました。SLE患者さんでも、この遺伝子の変異をもっている人は、ループス腎炎（SLEに伴う腎炎）を発症し、腎不全になりやすいのです。しかしなぜ、アフリカ系アメリカ人だけがこの遺伝子変異をもっているのでしょうか？

実は、この遺伝子変異をもっているとアフリカ眠り病にかかりにくいことが分かってきました。変異したAPOL1蛋白は、トリパノソーマに取り込まれるとその体を溶解し、ヒトをトリパノソーマの寄生から守るのです。一方で、変異APOL1蛋白は、腎臓の細胞も傷害

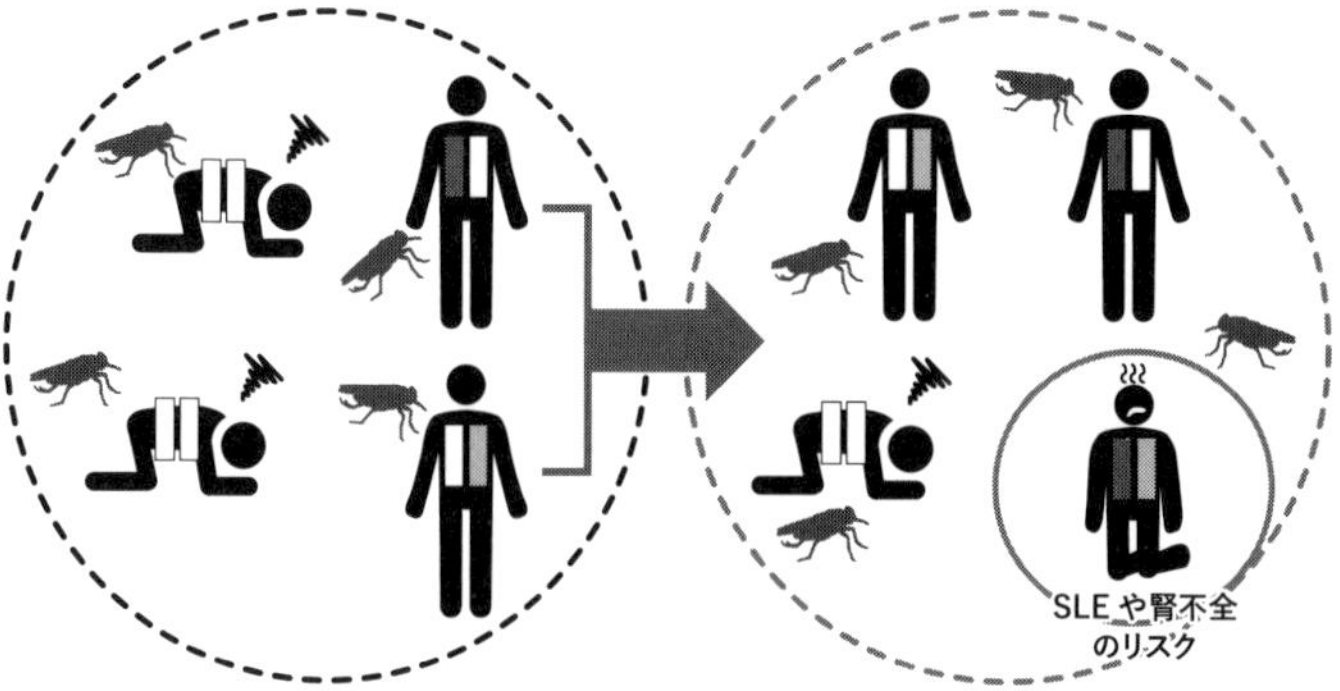

図18　アフリカ眠り病とAPOL1遺伝子
抵抗性のAPOL1遺伝子変異をもった人が生き残り交配すると
アフリカ眠り病への抵抗性とともに
自己免疫疾患のリスクをかかえた子どもが生まれる

するため、尿蛋白を漏出させ、腎機能を障害してしまうことが分かっています（医学のあゆみ 2017; 263: 2: 174）。

腎機能を障害してしまうようなAPOL1遺伝子の変異は、生体にとって決して好ましいものではありません。しかし、この変異をもっていた個体は、致命的なアフリカ眠り病に対する抵抗性を有していたため、アフリカ出身の人たちの間では、生存に有利な遺伝子として選択され、受け継がれてきたのです。そしてそれが、アフリカ系アメリカ人における腎炎や腎不全の遺伝的リスクとなっていたわけです。

トリパノソーマがヒトに感染するようになったきっかけ

アフリカ眠り病の原因となる原虫トリパノソーマ・ブルセイは、もともとはアフリカの野生動物に広く感染していました。しかし、ヒトはもともとトリパノソーマに対して抵抗性で、これには罹らなかったのです。なぜかというと、ヒトの血清中に存在するAPOL1蛋白が、トリパノソーマに対する抵抗性分子として働いていたからです。

ところが、ヒトが家畜を飼育するようになって、家畜で病原性を獲得しヒトにも感染するようになったトリパノソーマの亜種が現れました。これがトリパノソーマ・ローデシンセと、トリパノソーマ・ガンビエンセです。この2つの亜種は、家畜に感染することで変異し、ヒトのAPOL1蛋白に対する抵抗性を獲得し、ヒトにも感染するようになりました。しかし、APOL1遺伝子の変異を持つ人たちは、これら2つのトリパノソーマの亜種によっても分解されにくいAPOL1蛋白をつくりだすため、トリパノソーマの感染に対して抵抗性を示したのです。

ツェツェバエの恐怖

　このように、アフリカの地には今も治療の難しい感染症があり、人々の生命や生活の現実的な脅威となっています。

　私も、今から約20年前、新婚旅行でケニアをおとずれた際、よく分からない虫に噛まれたことがあります。当時はまだ医学生であり、生半可な医学知識のあった私の頭の中にはそのとき「ツェツェバエに刺された＝眠り病＝もう助からない」との思考回路が形成され、もう旅行を楽しむどころではなくなってしまいました。今でも家内に「ハエに刺された後から、ずっと蚊帳の中にこもってブルーになっていたわね」と冷やかされますが、日本に帰ってきても眠り病を発症することがないか、気が気ではなかったのです。

　この深刻な感染症に対する抵抗性の遺伝子は、ＳＬＥや腎不全のような重篤な病気を発症するリスクを伴いながらも自然選択されてきました。このような病気の存在は、私たち人類が、いかに厳しい自然の掟の中を生きてきたか、ということを示しています。

第6章

進化医学の考え方

エピデミックが自己免疫の遺伝子を選択する

　ここまでみてきたように、世界にはマラリアだけでなく、インフルエンザやエボラ出血熱、アフリカ眠り病などありとあらゆる重篤な感染症があり、人類はそれらに対して抵抗性をもつ遺伝子を自然選択して生き延びてきたことが分かります。そしてそのことが、自己免疫疾患のリスク遺伝子が生まれた理由となっていたのです。

　ある地域に100人が暮らす村があったとします。この村に、重篤な感染症によるエピデミック（地域における感染爆発）が生じたとします。そして、この感染症にかかった場合の各人の生存率が75%、50%、25%、0%のいずれかであったと仮定します。エピデミックが起きた後、この村の構成員は大き

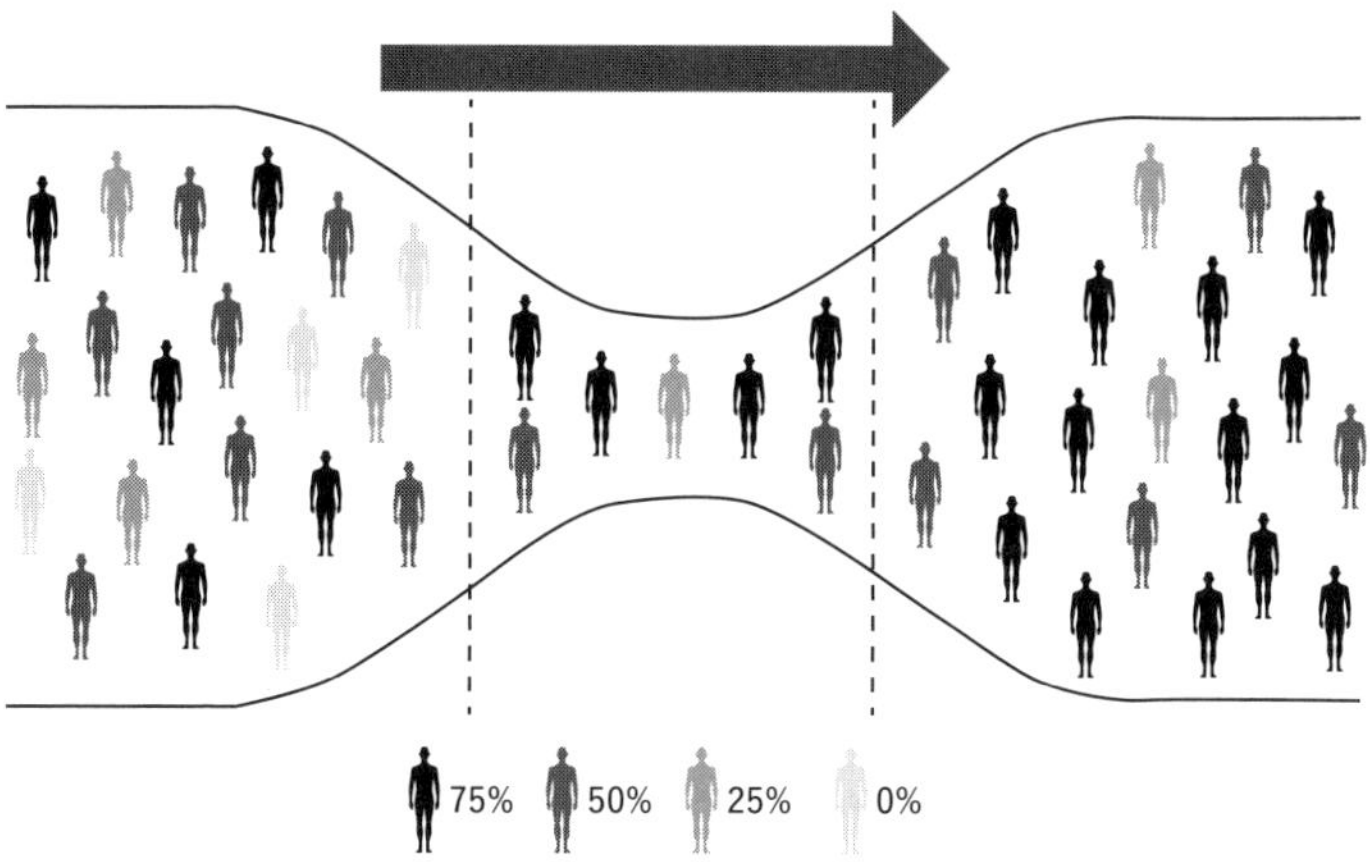

図19　エピデミックによるボトルネック効果

エピデミックによる人口減少（ボトルネック）を経て、村の構成員が変化し、感染症に対する耐性をもつ個体の割合が増えている

Trends Immunol 2019; 40: 1105より改変

く変わっています。この感染症に対し0%の生存率を示す人は全員死亡し、一方、生存率75%や50%を示す人達は、一部が死に、一部が選択的に生き延びます。こうしてエピデミックにより人口が一番減少する時点をボトルネックと呼びます。そして、ボトルネックを経た後、この村では感染症に対する抵抗性をもつ人たちが相対的に増えています。彼らのもつ遺伝子はおそらく免疫が活性化しやすく、感染症に対しては抵抗性ですが、潜在的には自己免疫のリスクも伴っています。

　そして、エピデミックの後、この村でそのような自己免疫のリスク遺伝子を一つずつもった男女が結婚したとします。その子供のうちの4人に1人は、リスク遺伝子を二つ受け継ぐため、自己免疫疾患を発症する可能性が高くなります。4人のうち2人は父母と同程度のリスクを示します。そして、4人のうち1人はリスク遺伝子を受け継ぎません。この子どもは自己免疫疾患を発症するリスクは下がりますが、感染症を生き延びた父母から生まれたにもかかわらず、同じ感染症にかかった場合には死亡してしまうリスクがあるのです。

このように、リスク遺伝子をもつ人たちが互いに交配することによって、自己免疫のリスク遺伝子が組み合わさり、一部の子孫では自己免疫疾患の発症に至る可能性があるのです（Trends Immunol 2019; 40: 1105）。

自己免疫疾患が多様なわけ

SLEなどの自己免疫疾患のリスク遺伝子の分布を見ていきますと、その遺伝子分布には、明らかな地域による偏りがあります（Autoimmune Dis 2014; 2014: 203435）。それらの遺伝子は、それぞれの地域で起きた重篤感染症のエピデミックによるボトルネック効果で、感染症には強いが自己免疫疾患にかかりやすい遺伝子が自然選択されてきた可能性があります。

自己免疫疾患とはその集合体であり、それぞれの地域で自然選択され受け継がれてきた複数のリスク遺伝子が組み合わさることで発症する多因子疾患なのです。

自己免疫疾患においては、SLEなどのように一つの病名でくくられていたとしても、患者さんによって病気の出方や症状が全く異なることの理由は、このように、その病気の背景にある遺伝子が、人によって様々であることにあると言えるでしょう。

倹約遺伝子と肥満・糖尿病

ここまでは、感染症による遺伝子の自然選択が、現代では自己免疫疾患などの原因となっていることをお話ししてきました。様々な病気の中でも、自己免疫疾患にかかわる遺伝子は特に自然選択の影響を強く受けている、ということが、近年の遺伝子研究によって分かっています（Am J Hum Genet 2013; 92: 517）。感染症が人類の生存に重大な影響を与える因子であることを考えると、これはもっともなことです。

しかし、感染症以外に、古代の人類の生存に大きな影響を与えてきた、もう一つの重要な因子があります。それは飢餓です。動物を追いかけて狩りをしていた原始の人類は、天候や季節によって食物が長期間手に入らないということがしばしばあったでしょう。そのような飢餓を乗り越えやすい体質かどうか、ということは、生存に大きな影響を及ぼしてきたと考えられます。

では、この人々の生存にかかわる飢餓に関連する遺伝子は、現代ではどのような病気に影響を与えているでしょうか？　それは、肥満や糖尿病[※1]などの現代の生活習慣病であろうと言われています。

古代に食料が手に入らず、飢餓に陥る事態となった際には、栄養を脂肪や糖としてたくわえやすい遺伝子をもっている人達は、生き延びるチャンスが多かったと思われます。ところが、食物が豊富にある現在では、この飢餓に対する耐性遺伝子が肥満や糖尿病のリスクにつながっている、という考え方があり、「倹約遺伝子（飢餓遺伝子）」と呼ばれています。

例えば、ポリネシアの島々には肥満の方が多数いますが、これは、長い航海に耐えて星をたよりに島々へ渡っていくためには、栄養をたくわえやすい体質をもつことが極めて優れた遺伝子として自然選択され、伝えられてきた結果と考えられます。現代社会では、痩せることばかりがもてはやされますが、太古の大航海時代には、彼らは大いなる水先案内人であった訳です。

このように、人類の長い歴史の中では、感染症や飢餓を生き延びるために様々な遺伝子の自然選択が行われてきました。しかし、過去には有利であったこれらの遺伝子が、環境の変わった現代では、自己免疫疾患やアレルギー、あるいは、肥満や糖尿病などの原因となって、現代人を苦しめているのではないか、これが進化医学の考え方になります。

自己免疫や糖尿病を起こすような遺伝子は、確かに現代社会では非常に厄介です。しかし、もし世界的なパンデミックや食糧危機などが起きた場合には、これらの遺伝子を持っている人達だけが生き延びる可能性が十分にあるのです。自然というのは精緻にできており、様々な予期せぬ現象が起きた時にも、だれかは必ず生き延びるように、様々な遺伝子を取りそろえ、自然選択で残してきたのです。

ですから、これらの遺伝子を受け継ぐことで病気になるのは不本意かもしれませんが、感染症や飢餓などの極限の環境の中、我々の祖先が必死の思いをしながら現代に伝えてきた遺伝子である、ということについて、一度思いを馳せてみるのもよいでしょう。そのことが、自らのルーツを受け入れ、前を向いて生きることにつながると思うからです。

しかし、そうはいっても、自己免疫疾患はいったん発症してしまうと、非常に厄介なものです。では、人類が万一のために残してきたこれらの遺伝子を受け継ぐことになったとしても、それらの遺伝子を発現させない（眠らせておとなしくさせておく）ことはできないのでしょうか？

このことについて、次章から話をすすめることにします。

※1　ここでいう糖尿病は、自己免疫でおきる1型糖尿病ではなく、生活習慣によっておきる2型糖尿病をさす。

第 II 部

免疫と環境

運命を異にする双子の姉妹

サラとマララの運命を分けたものとは？

インドのスラムで生まれた一卵性双生児の姉妹

サラとマララは、インドのスラムで生まれました。2人を私生児として生んだ母親は、育てることを放棄したため、2人はキリスト教系の児童養護施設に引き取られました。そこで、サラは生後3か月時に、マララは5歳の時から、子供がいなくて養子を探していた裕福なイギリス人夫妻に引き取られ、養父母のもとイギリスで育てられることとなったのです。

生後3か月でイギリス人養父母に引き取られた姉サラ

サラを引き取ってくれたイギリス人夫妻は敬虔なクリスチャンで、あふれる愛情でサラを育ててくれました。0歳からイギリスで生活したサラは英語に堪能で、さらに、インド系のもつ優れた数理能力を発揮して、ケンブリッジ大学を首席で卒業しました。

大学卒業後は、グローバルな証券会社で働き始め、ここでも能力を発揮して順調に出世をしてきました。サラの将来は有望そのものでした。しかし、重要な取引にかかわるプレゼンを前に、ここ数週間、急に体調がすぐれなくなったのです。最初にでた症状は熱と咽頭痛で、サラはただの風邪だと軽く考えていました。ところがその後、手足に動物に噛まれたような皮疹が出現し、手指の関節が腫れはじめ、熱と極度の疲労感が続くようになりました。そこで受診した家庭医から、「気になることがある」と総合病院を紹介されました。そしてその病院の専門医から、サラは聞きなれない病名を告げられたのです。「全身性エリテマトーデス（SLE）」。

5歳になってからイギリスに渡った妹マララ

サラの一卵性双生児の妹マララが、生後3か月時にサラと一緒に引き取られなかった理由は定かではありません。しかしそのためマララは、5歳までをインドの孤児院で過ごすことになりました。マララにとって不幸だったのは、3歳のときにマラリアに罹患したことです。高熱が1週間以上続き、脳炎を発症し後遺症を残しました。そのためマララはしゃべることと、左手が少し不自由になりました。5歳のとき、サラの養父母がマララも引き取りにきてくれたため、マララは5歳になってからイギリスに移住することになりました。5歳になってからの移住であったため、マララは、学校の言葉を覚えるのに苦労しました。加えて、脳炎の後遺症で左手としゃべることが少しだけ不自由でした。そういった理由で、マララは学校でいじめにもあい、学校の成績は優秀ではありませんでした。そのようなこともあり、マララは高校を卒業した後、大学には進学せず、近くのインド料理店で働きはじめました。そしてそこで同じくインドからの移民2世であった夫と出会い、若くして結婚し、4人の子どもをもうけました。

サラとマララのその後

輝かしいキャリアウーマンとしての人生を歩んでいたサラは、SLEを発症したため、しばらくの間、苦難に満ちた時間を過ごします。しかし、最終的には治療により回復し、もとの会社に戻り、キャリアウーマンとしての道を全うします。

一方のマララは、決して裕福ではありませんが、夫と4人の子供とともに、つつましやかで幸せな家庭生活を送り、終生、SLEを発症することはありませんでした。

第7章

「清潔」という病

サラとマララの運命を分けたものとは？

サラとマララは一卵性双生児ですから、もっている遺伝子は全く同一です。しかし、サラはSLEを発症し、マララは発症しませんでした。この違いはどこから生まれたのでしょうか？

実は、全く同一の遺伝子をもつ一卵性双生児が、同一の自己免疫疾患を発症する確率は、通常3－4割程度であることが知られています。すなわち、自己免疫疾患にかかりやすい遺伝的な素因というものはありますが、遺伝子だけですべてが決まるわけではないのです。それでは、他には何が自己免疫疾患を発症するかしないかを決めているのでしょうか？

それは「環境」です。自己免疫のリスク遺伝子をもったとしても、生まれ育った環境によって、自己免疫疾患を発症するかどうかは違ってくるのです。

それでは、サラとマララの生まれ育った環境はどこが違ったのでしょうか？　この2人の違いは、サラは生後3か月時から、一方のマララは5歳時からイギリスの養父母のもとで暮らすようになったこと、そして、マララが3歳の時にマラリアにかかったことです。これらのことが、2人の免疫系にどのような影響を与えたのでしょうか？

ここからは、サラとマララが自己免疫疾患の発症という点において異なる運命をたどった理由について、「衛生仮説」という観点から考えてみたいと思います。

衛生仮説とは？

「衛生仮説」とは、「若いころに非衛生的な環境で暮らすことが、長じてからアレルギーや自己免疫疾患の発症を防ぐことにつながる」、という考え方で、ストラチャン博士によって1989年に発表されました。これはもともとアレルギーについて提唱された考えですが、そのすぐ後に、アレルギーと同じく免疫の過剰反応によって起きる自己免疫疾患についても拡大されました。「衛生仮説」は、近年における感染症の減少と自己免疫疾患の増加という２つの逆相関を説明する考え方として、よく登場します（Nat Rev Immunol 2018; 18: 105）。

感染症と自己免疫疾患の逆相関

人類は長い間、感染症との戦いには無力でした。世界中のあらゆる文化で、疫病の退散を願い、あるいは、疫病との戦いに敗れ受容してきた人々の姿が残されています。

ところが今から２００年ほど前に、人類と感染症との関係に大きな変化がもたらされました。それは１７９６年のジェンナーによるワクチンの発明と、１９２８年のフレミングによる抗生物質の発見です。種痘ワクチンにより１９８０年には世界から天然痘がいなくなり、抗生剤の発見により、かつては死に至る病であった肺炎などの細菌感染症が、今や治癒できる疾患となっています。

実際、グラフに示すように、１９５０年代以降のこの数十年で、はしか（麻疹）やおたふく風邪（流行性耳下腺炎）、Ａ型肝炎や結核などの感染症の発生率は、全体として明らかな低下傾向を示しています（Proc Natl Acad Sci 2017; 114: 1433）。

ところが一方、ちょうど感染症の減少を補うように増えてきた疾患があります。それは、多発性硬化症、クローン病、１型糖尿病などの自己免疫疾患や、気管支喘息などのアレル

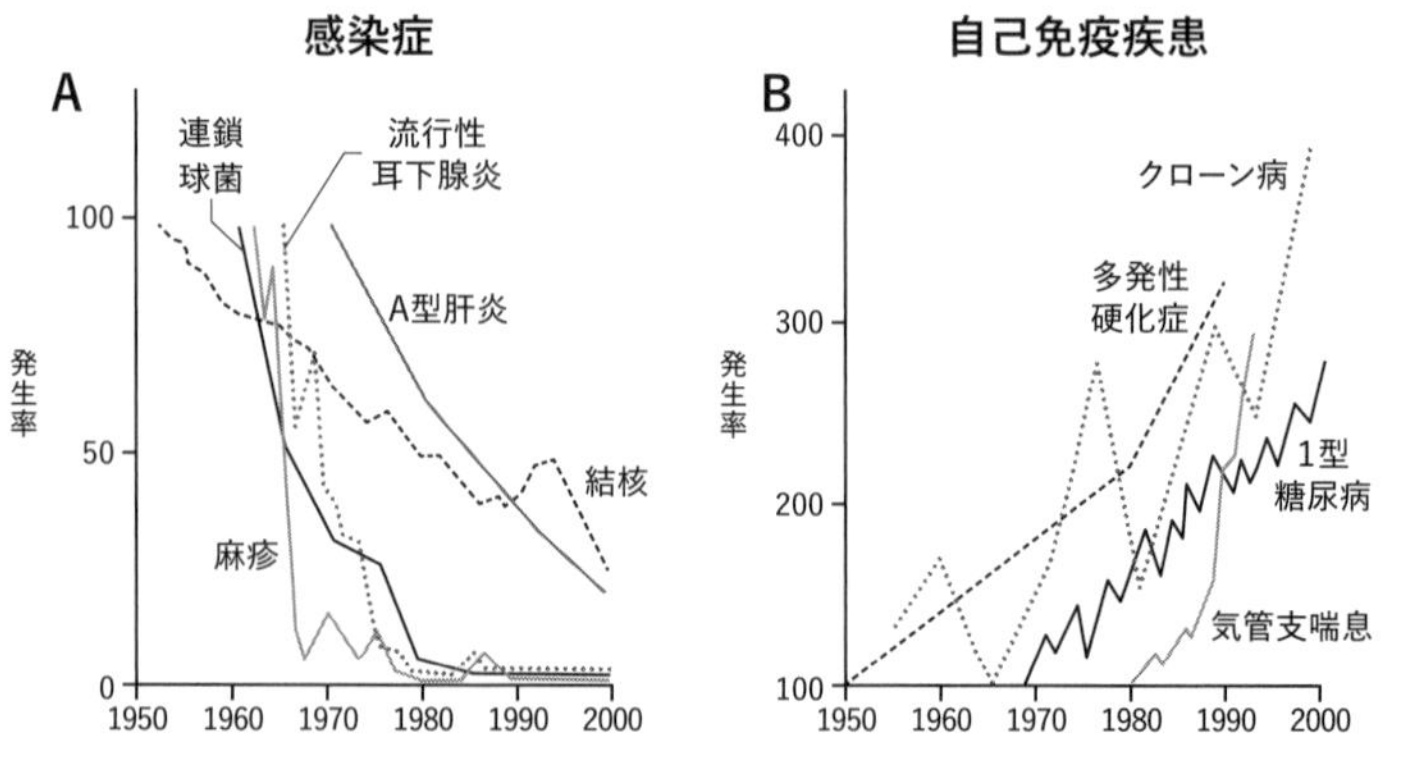

図20　感染症の発生率と自己免疫疾患の発症率

Proc Natl Acad Sci 2017; 114: 1433より改変

ギー疾患です。これらの疾患が、1950年代以降に劇的に増えてきているのです。

　この2つの間には、どのような関係があるのでしょうか？

感染症の蔓延地域と自己免疫疾患の好発地域

　感染症の蔓延地域と自己免疫疾患の好発地域は、地図でみても相補的な関係にあります。アフリカや南米、南アジアなどは、結核やA型肝炎、サルモネラや大腸菌などによる感染性腸炎の蔓延地域です。一方、西ヨーロッパや北欧、アメリカ、カナダでは、これらの感染症はほとんど見られませんが、一方で、多発性硬化症や1型糖尿病などの罹患率が非常に高いことが知られています（Nat Rev Immunol 2018; 18: 105）。

感染症の蔓延地域と自己免疫疾患の好発地域、この2つの地域を重ねると、ちょうどジグソーパズルのようにぴったりとはまることがわかります。つまり、感染症が減ったのは先進国の一部の地域であり、その地域に限っては、自己免疫疾患が多発しているように見えるのです。

これは、それぞれの地域に住む人たちの人種や遺伝子の差なのでしょうか？　これが遺伝子の違いではなく、感染症が減少して衛生的になったという「環境の変化」によってもたらされた可能性を指摘したのが、ストラチャン博士です。

末っ子はアレルギーになりにくい？

ストラチャン博士は、1958年に生まれた1万7000人の子どもの23年間の追跡調査を行い、一緒に暮らす兄弟姉妹の数が多いほど、特に年長の兄弟姉妹を持つ子どもほど、将来、花粉症や気管支喘息などのアレルギーを発症する確率が低い（すなわち末子は最もアレルギーが少ない）ということを発見しました。このことは、その後、52か国の50万人の子どもたちの追跡調査によっても証明されました。

・兄弟姉妹の数が多い
・自然分娩で生まれた
・母乳で育った
・非衛生的な環境で育った
・抗生剤の使用が少なかった
・動物を飼育している

図21　自己免疫疾患やアレルギーの発症が少ないことが統計学的に示唆されている生活環境

さらに、ペットを飼っている人、特に犬を飼育している人は、アトピーに罹患する確率が低かったのです。また、農家で生まれた子供たち、あるいは、小さいころに農場で生活した経験をもつ子供たちはアレルギーの発症が少ないこと、また、幼少時に広域抗生剤（広い範囲の菌を殺す抗生剤）の使用歴があると、その後にアレルギーを発症することが多いことも、相次いで報告されました。

そしてこの考え方に基づき、アレルギーと同じく免疫の暴走によって起こるとされる自己免疫疾患についても調査が広げられました。そして、アレルギーと同様の結果が得られたのです。すなわち兄弟姉妹の少ない子ども、特に長子は、気管支喘息などのアレルギーだけでなく、１型糖尿病や多発性硬化症などの自己免疫疾患にかかる確率が高かったのです。

旧東ドイツ市民の運命

　１９８９年のベルリンの壁の崩壊によっても、興味深いことがわかりました。壁の崩壊前、西ドイツは東ドイツよりも経済状況がよく、西ドイツ市民は東ドイツ市民に比べて衛生的な環境に住んでいました。また、東ドイツでは石炭などによる大気汚染も西ドイツよりもはるかにひどい状態だったのです。ところが、東ドイツと西ドイツの住民を比べると、西ドイツに住んでいる人たちのほうが、気管支喘息などのアレルギー疾患の発症が多かったのです。

　そして、ベルリンの壁の崩壊の翌年に東西ドイツが統一され、東ドイツの衛生環境も大幅に改善しました。ところが、この壁の崩壊後に、東ドイツでアトピー性皮膚炎や気管支喘息などのアレルギー疾患が多発したのです。そしてアレルギーの発症は、その人たちが生まれた年によって大きな違いがありました。壁が崩壊したときに、すでに3歳以上であった人たちの間ではアレルギーは増加せず、それ以降に東ドイツで生まれた人たちの間で、アレルギーが多発していたのです（Lancet 1998; 351: 862）。

2つのカレリア

フィンランドの南東部からロシアの北西部にかけて、森と湖の美しい風景が広がっており、「カレリア地方」と呼ばれています。カレリアは、フィンランド人にとっての心の故郷と言われており、作曲家のシベリウスをはじめとして、多くのフィンランド人の芸術家たちがこの地を題材にした作品をつくってきました。この地域は中世以来、スウェーデンのバルト帝国とロシア帝国とが覇権を争ってきた地域であり、現在、西側は独立したフィンランドの一部、東側はロシア連邦のカレリア共和国となっています。

このカレリア地方には、フィンランド側とロシア側に、遺伝学的には同一の民族が住んでいます。しかし、その生活環境は大きく異なっています。フィンランド側のカレリアでは、人々は都会的で衛生的な環境で暮らしています。一方、ロシア側のカレリアでは農業が主たる産業であり、フィンランド側と比べると衛生環境はよくありませんでした。

ところが、自己免疫疾患の一つである1型糖尿病の罹患率をみますと、フィンランド側カレリアの住人は、ロシア側カレリアの住人に比べて約6倍も高かったのです。

移民の研究

さらに、移民の研究からも重要なことがわかりました。一般的に衛生状態が悪いと考えられるインドやパキスタン、東南アジアなどの国々では、１型糖尿病の発症リスクが低いことが知られています。ところが、これらの国々から衛生状態のよいアメリカやヨーロッパに移住した人たちでは、第１世代から１型糖尿病や多発性硬化症に罹患するリスクが約３倍高くなったのです（BMJ 1992; 304: 1020）。そして、ここでも移住したときの年齢が影響することがわかりました。すなわち、ある一定の年齢よりも前に移住した場合（気管支喘息では5歳未満、多発性硬化症では15歳未満）に、アレルギーや自己免疫疾患が多くなったのです。

機会の窓

これらの研究によって、自己免疫疾患やアレルギーの発症は、遺伝的素因だけではなく環境も大いに関係している、ということがわかりました。そして、その人たちが自己免疫疾患になるかならないかを決めるのには、年齢という「機会の窓（windows of opportunity）」があるようなのです。すなわち乳幼児期に、非衛生的な環境で過ごすことが、終生に渡って自己免疫疾患やアレルギーを減らす作用があるようなのです。

そしてふたたびサルディーニャ島へ

サルディーニャ島での研究は、ここでも大変興味深い知見をもたらしました。

地中海に浮かぶサルディーニャ島は、1950年までマラリアの蔓延地域でした。そのため、地中海貧血《サラセミア》などのマラリアのかかわる遺伝性疾患が多発する地域として知られていました。

しかし、1950年にマラリアを撲滅してから、この小さな島に多発性硬化症や1型糖尿病、SLEなどの自己免疫疾患が多発したのです。そのため、このイタリアの小さな島に免疫の研究所ができ、第2章で述べたような自己免疫にかかわる遺伝子の研究などが行われるようになったのです。

つまり、この島は、マラリアによる遺伝子の自然選択、そして、マラリアの撲滅という環境の変化の影響を直接見ることができる島であったということです。

サルディーニャの島民は、マラリアに対する抵抗性を獲得するために、潜在的には自己免疫疾患のリスクともなりうる遺伝子を保有するようになっていたと考えられます。しかし、マラリアが存在している間は、それは自己免疫疾患の増加という目にみえる形では出てきませんでした。ところが、マラリアの撲滅とともに、次々と自己免疫疾患が顕在化してきたのです。

すなわち、マラリアの感染が、自己免疫のリスク遺伝子を自然選択させながら、同時に自己免疫疾患の発症を防ぐ役目も果たしていたことがわかったのです。

マラリアにかかると SLEになりにくい

第I部において、何世代にもわたるマラリア感染はマラリア耐性遺伝子を自然選択させ、そのことが潜在的にはSLEの発症リスクを高めることになる、ということを説明してきました。ところが一方、そのような人たちが子供の時にマラリアに感染すると、今度はめったにSLEを発症しなくなるのです。

動物モデルでも、SLEのモデルマウスにマラリアを感染させるとSLEを発症しなくなる、ということが、古くは1970年代から報告されています（Nature 1970; 226: 266）。

NZB/W-F1マウスは、自己免疫のリスク遺伝子をかかえた2種類のマウス（NZBマウスとNZWマウス）の交配（F1）で生まれるマウスで、97％の確率でSLEを発症します。生後6－8か月ごろから抗核抗体の出現とともに腎炎を発症し、11か月齢までにほぼすべてのマウスが死亡します。ところが、このマウスを1か月齢時にマラリアに感染させておくと、抗核抗体や腎炎が現れず、11か月齢になっても1匹も死ななかったというのです。

疫学的なデータもそのことを支持します。これまで、アフリカや南米のマラリア蔓延地域の出身者は、SLEの発症リスクとなる遺伝子を自然選択でかかえているため、ヨーロッパ人に比べてSLEを発症しやすく、かつ、発症した場合は重症化しやすい、ということをお話ししてきました。ところが、それがあてはまるのはヨーロッパやアメリカで生活しているアフリカ出身者であり、アフリカで生活しているアフリカ人は、めったにSLEなどの自己免疫疾患に罹患しないことが知られています（Lancet 1968; 2: 380, Lupus 1995; 4: 176）。

第I部でお話ししたように、ある人口集団が、何世代にもわたって強力な感染症にさらされた場合、感染抵抗性遺伝子の自然選択によって潜在的な自己免疫疾患のリスクを高めることにつながります。しかし、そのような遺伝子を受け継いだ人が、幼少期に本来の敵である感染症と出会った場合は、その遺伝子が感染症を乗り越えるのを助けてくれるだけでなく、自己免疫疾患のリスクも何もなかったかのように消え失せてしまう、という何とも不思議な関係にあることが分かります。このように、私たちヒトの免疫系は微妙なバランスを保ちながら、感染症のある世界に適応しているのです。

幼少期の感染が、自己免疫やアレルギーを防ぐ？

これはマラリアとＳＬＥの関係に限った話でしょうか？　ストラチャン博士の研究結果から考えると、決してそうではないと思われます。幼少期に非衛生的な環境に育ち、様々な感染症を経験することが、感染症に対する抵抗性を高めるだけでなく、将来、アレルギーや自己免疫疾患の発症を防ぐ可能性があるのです。ではなぜ、幼少期に感染症を経験することが、自己免疫疾患を防ぐことにつながるのでしょうか？　次章からは、そのメカニズムについて考えていきたいと思います。

第8章

昭和の子ども「青洟」のヒミツ

幼少期のウイルス感染は重症化しにくい

様々なウイルス感染症では、幼少期にかかれば軽く済むが、成人してから初感染をおこすと重症化しやすい、ということが知られています。

例えば、A型肝炎は、A型肝炎ウイルスによって引き起こされる急性肝炎です。汚染された魚や貝を生で食べることで感染します。衛生環境の悪い発展途上国では、主として乳幼時期に感染しますが、これらの地域では肝炎発生率が低く流行もありません。小児期に感染した場合は、その80〜95%は無症状で収束するからです。一方、成人が初めてA型肝炎ウイルスに感染すると、発熱や嘔吐、全身倦怠感などを経て、黄疸などの症状が出ます。年齢が上がるに従って重症化しやすく、稀に劇症肝炎や腎不全を引き起こして死に至ることすらあります。つまり、都市化がすすんで衛生状態がよくなり、Ａ型肝炎にかかったことのない大人が増えるようになると、流行が認められるようになるのです。

はしかやおたふく風邪、水痘《みずぼうそう》などの感染症も、幼少時にかかれば重症化しにくく、成人になって初感染した場合に重症化しやすいことがよく知られています。例えば、おたふく風邪は、幼少時にかかれば耳下腺が腫れて熱がでる程度ですみますが、成人男性が罹ると精巣炎を引き起こして男性不妊になる可能性があります。水痘も、大人が初めてかかった場合は、子どもに比べて３－18倍入院しやすく11－20倍肺炎になりやすいということが知られています。

このように多くのウイルス感染症は、幼少期に感染すれば成人で初めて罹患するよりもはるかに軽度で済むのです。なぜかというと、これらの重い症状は、感染そのものよりも免疫の過剰応答が悪さをしているからです。大人になって初めて、これまで経験したことのないウイルスに感染すると、免疫系が慌てふためいて暴走してしまう可能性があるのです。

成人でのウイルス初感染は自己免疫の原因となる

大人になって初めてウイルスに感染すると免疫系が暴走しやすい、ということは、ウイルス感染をきっかけに自己免疫疾患の発症に至ることもある、ということです。

例えば、パルボウイルス感染症は、幼少時に感染しますと、発熱とのどの痛みとともに頬が真っ赤になるかわいらしい病気であるため、「リンゴ病」という名前で呼ばれています。ところが、成人になってからパルボウイルスに初めて感染しますと、関節リウマチと見間違うような関節炎を発症することがあるため、関節リウマチの重要な鑑別診断として挙げられています。そのため、小さなお子さんのいる若い女性が急性の関節炎を発症して受診した場合には、リウマチ専門医はきっと「お子さんが通っている幼稚園などでリンゴ病が流行っていませんか？」と問診すると思います。パルボウイルス感染症はそれだけでなく、紫斑病や手・足グローブ様発疹症、糸球体腎炎など、様々な自己免疫疾患の原因となることが知られています（日本臨床免疫学会会誌 2008; 31: 6: 448）。すなわち、成人でのウイルス初感染は、実際に自己免疫疾患の発症につながってしまう場合もあるのです。

幼少期に様々な感染症に罹患しておくことは、成人になって初めてこれらのウイルスに出会うリスクを減らし、自己免疫疾患の発症リスクを低下させる可能性が考えられます。

幼少期の感染により、免疫の過剰反応を防ぐ仕組みが発達する

幼少期に感染症に罹患すると、自己免疫疾患を発症するリスクが低下する理由ですが、感染症を経験することにより、免疫を活性化させる仕組みが発達すると同時に、過剰な免疫応答を抑える仕組みも発達するからだと考えられます。

幼少期に感染を経験すると、それに対して免疫が刺激されるT細胞が活性化します。そのことによって、感染した微生物を撃退するのです。しかし、その際に炎症が高じて「自己」をも攻撃してしまわないように、過剰な免疫応答を防ぐ仕組みが必要です。

その代表的なメカニズムが「制御性T細胞」として知られています。

制御性T細胞とは？

T細胞は「免疫の司令塔」と言われており、様々な細胞に指令をだして、感染してきた

微生物を攻撃するように指揮する細胞です。T細胞が戦う相手を決めると、他の細胞に一斉に攻撃の指令を出します。例えば、B細胞には「抗体」というミサイルを作るように指示しますし、マクロファージには炎症を引き起こす物質（炎症性サイトカイン）を散布するように指令を出します。

しかし、その際にもしT細胞が間違って自己を敵とみなして攻撃指令を出した場合は大変なことになります。そこで、そのような誤って自己を攻撃しようとするT細胞を抑え込む警察官の役割をするT細胞が必要です。それが「制御性T細胞」と呼ばれるもので、T細胞全体の5〜10％を占めています。

生体から「制御性T細胞」を取り除くと、自己に対する攻撃を抑えることができず、様々な自己免疫疾患が起きます。実際に、自己免疫疾患の患者さんでは、制御性T細胞の数が少なかったり、機能が低下していたりします。SLEでは特に、制御性T細胞の数が少なくなっており、そのために全身に自己免疫が起きるのです。

現在、「制御性T細胞」は、自己免疫疾患だけでなく、がん免疫や移植免疫、母子免疫、アレルギーなど様々な免疫現象にかかわっていることが分かっており、「免疫系の守護神」と呼ばれています。

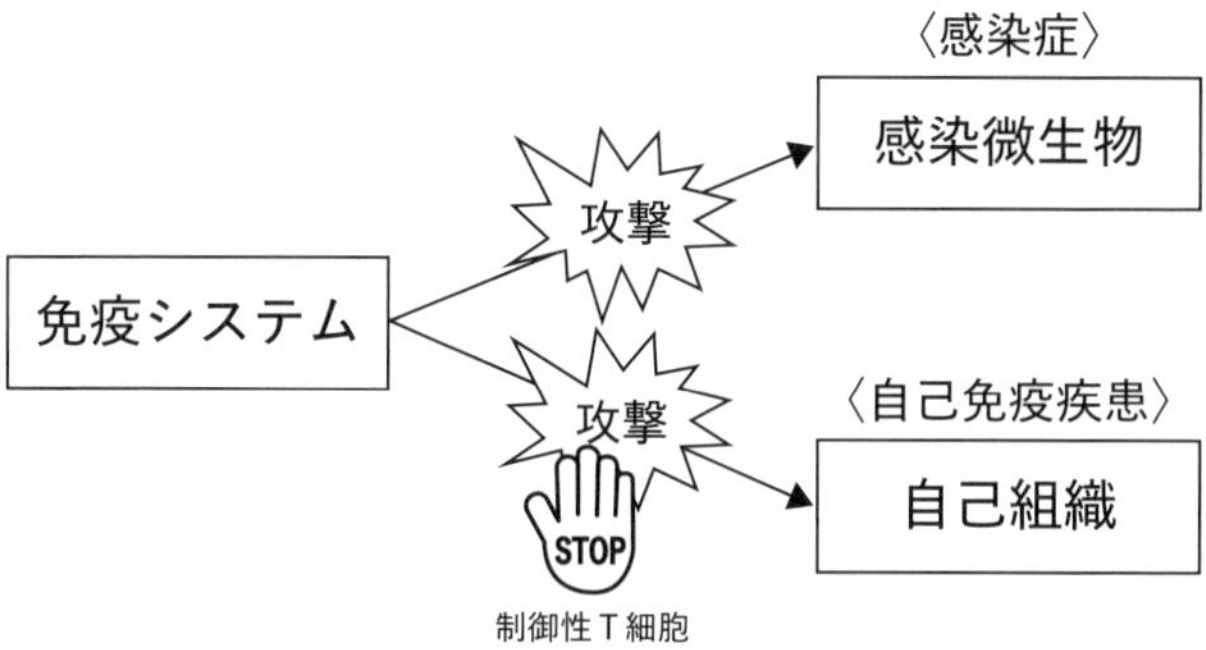

図22　制御性T細胞

制御性T細胞の発見

免疫の司令塔であるT細胞の中に、免疫を抑制し自己免疫を防ぐ警察官の役割をする「制御性T細胞」が存在する、ということは坂口志文博士によって1995年に発見されました（J Immunol 1995; 155: 1151）。

免疫学者ポール・エールリッヒ博士が「Horror autotoxicus（自己中毒忌避説）」で述べたように、免疫の異常活性化を防ぐ仕組みがなければ皆が自己免疫疾患になってしまいます。ですから、免疫反応を抑えるT細胞があるはずだ、ということは当初から考えられていました。

免疫反応を抑えるT細胞について、最初にあった考えは、「活性化したエフェクターT細胞（攻撃することに特化したT細胞）が、いずれ免疫を抑制するT細胞に変化するのではないか？」というものでした。これが日本では多田富雄博士らが提唱した「サプレッサーT細胞」という概念でした（J Immunol.1972; 108: 586、多田富雄『免疫の意味論』青土社）。この考えは大変興味深いものでした。しかし、どのように探しても、サプレッサーT細胞を定義付ける遺伝子が見つからない。こうして「サプレッサーT細胞」は眉唾ものとして歴史の彼方に葬りさられていきました。

ところが1995年、坂口志文博士は「T細胞が変化するのではなく、そもそもT細胞が胸腺という臓器から出てくる中で、生まれながらに警察官の役割を与えられているT細胞が存在する」ことを示し、これを「制御性T細胞」と命名したのです。そして、その細胞を識別することのできるマーカーを発見し、さらにはその細胞で働いている遺伝子を同定し、その存在を証明しました。遺伝子が同定されてから、制御性T細胞に関する研究は爆発的に増加し、現在では、生体が自己免疫を防ぐ中心的なメカニズムであることが分かっています。

免疫を抑制するT細胞がある、という概念は、このように長い冬の時代を経て証明されてきたのです。

細菌感染により制御性T細胞が誘導される

さて、感染症がおきた場合には、微生物と戦うためにT細胞が活性化しますが、同時にそれを抑える制御性T細胞も強くなっていきます。そのことが、大人になって新たな感染症に罹ったとしても、それをきっかけに免疫が異常活性化して自己免疫につながることを防いでくれるのだと考えられます。

例えば、1型糖尿病の動物モデルで、NODマウスという糖尿病を自然発症するマウスがいます。このマウスは、無菌状態、または、特定の病原細菌のいないSPF（Specific pathogen free）という衛生的な環境で飼育すると、90％の確率で糖尿病を自然発症します。ところがこのマウスを、SPF環境でない、汚い環境で飼育すると、糖尿病を発症しません。つまり、このマウスは、きれいな環境で育った場合にのみ1型糖尿病を発症するようになるのです。

そこでクリーンな環境で飼育したNODマウスに、細菌を感染させたり、代表的な細菌由来物質として知られるリポ多糖類（LPS）を投与したりすると、糖尿病を発症しなくなります。そして、このLPSを投与されたマウスでは制御性T細胞が増えており、この制御性T細胞をとってきてクリーンな環境で飼育されている別のNODマウスに投与すると、糖尿病の発症を防ぐことができたのです。

つまり、細菌感染によって誘導された制御性T細胞が、自己免疫疾患の発症を防いだと考えられます。

幼少期という「機会の窓」

感染による自己免疫疾患の発症抑制メカニズムとして、制御性T細胞の誘導以外にも様々なメカニズムがあることが解明されています。しかし、それらの感染による免疫の過剰応答を防ぐ仕組みを育て、自己免疫を防ぐためには、タイミングがきわめて重要であることが分かっています。

例えば、主に乳幼児がかかるヘルパンギーナと呼ばれる夏風邪の原因ウイルスとしてコクサッキーウイルスが知られています。ところが稀に、このコクサッキーウイルスの感染をきっかけに、1型糖尿病や心筋炎などの自己免疫疾患を発症してしまう患者がいます。そこで、コクサッキーウイルスをNODマウスに感染させ、1型糖尿病の発症をみる実験が行われました。

すると、コクサッキーウイルスを生後4週の若いNODマウスに感染させたときには、1型糖尿病はむしろ発症しにくくなることが分かりました。感染を契機とした何らかの免疫抑制機能が働いたと考えられます。ところが、生後15週の年をとったNODマウスにコクサッキーウイルスを感染させたところ、逆に糖尿病が悪化したのです（J Virol. 2002; 76: 12097, Virology 2004; 329: 381）。

つまり、感染には免疫を活性化させる作用がありますので、すでに自己を攻撃するT細胞のほうが優位になってしまっている状況で感染がおきますと、かえってその病気を促進してしまう可能性があるのです。従って、自己免疫疾患をすでに発症してしまっている患者さんにとっては、ウイルス感染は悪化要因になるので注意が必要です。

このように、感染には免疫を活性化させる作用と、感染を経験することによって抑制系を育てる作用という2つの相反する作用があり、タイミングによってそれは正反対の方向に働いてしまう場合があるのです。ここに幼少期という「機会の窓」の重要性があります。

昭和の子どもの「青洟」の意味

現代ではとんとみかけることがなくなりましたが、昭和の時代は、子どもといえば青洟《あおばな》を垂らしているのが定番でした。私も昭和の生まれですが、クラスに一人は特にこの青洟を垂らしやすい子どもがいました。たいがいその子たちの袖口は、青洟をぬぐうためにグチャグチャ・カピカピになっていて、周りの子どもたちからは、ばい菌、ばい菌などとひやかされていたものです。

この青洟は、鼻腔でウイルスや細菌に感染したことにより出るものです。昔の子どもたちは、密集して生活し、様々なウイルスや細菌の感染に日常的にさらされていました。鼻腔で常時これらのウイルスや細菌と戦うことで、免疫系を活性化させ、同時に、免疫を抑制するシステムをも育てていたと考えられます。そのことが、彼らが長じてからアレルギーや自己免疫疾患にかかるリスクを、低下させていた可能性があるのです。

この青洟の主成分はムチンです。ムチンを産生する能力は感染防御にとって極めて重要です。そのためムチンをつくれなくしたマウスは呼吸器感染症で早期に死んでしまいます。一方、ムチンをたくさんつくる遺伝子変異をもっている人たちは、自己免疫でおきる間質性肺炎や[※1]、アレルギー疾患である気管支喘息にかかりやすいことが知られています（N Engl J Med 2011; 364: 1503, Nature 2014; 505: 412）[※2]。

抗生剤の存在しない時代には、幼少期に細菌性の肺炎や中耳炎、副鼻腔炎にかかったならば、それだけで死につながることもあったでしょう。つまり青洟をたくさん垂らすことのできる子どものほうが、生き延びるチャンスが多かったのです。一方、たくさん青洟を垂らす能力を持つ人たちは、長じてから間質性肺炎や気管支喘息を発症するリスクを抱えています。つまり同じ遺伝子をもっていたとしても、ある環境では生存に有利に働き、またある環境では生存に不利に働くことがあるのです。

現代では、自己免疫疾患やアレルギーに罹患する人たちが爆発的に増えています。それはちょうどこの青洟を垂らした子供たちをみなくなってからのように思えてなりません。青洟ムチンをたくさん産生する遺伝子を持った子供たちが、幼少期に十分に風邪を経験し青洟をたくさん垂らしていたならば、本当に自己免疫疾患やアレルギーになるのを防ぐことができたのか、それは分かりません。しかし「衛生仮説」が示す疫学的な事実は、そういったことがありえる、ということを示唆しています。

※１　間質性肺炎とは、様々な原因により肺胞の薄い隔壁に炎症や損傷が起こり、壁が硬く厚くなり（線維化）、ガス交換がうまくできなくなる肺炎。

※２　ムチンをつくる遺伝子のうち、ＭＵＣ５Ｂの変異は間質性肺炎（特発性肺線維症や、関節リウマチやＡＮＣＡ関連血管炎に伴う間質性肺炎）との相関が、ＭＵＣ５ＡＣの変異は気管支喘息との相関が報告されている。

第9章

寄生虫という「古き友」

「衛生仮説」によれば、幼少期の感染症への罹患が、長じてから自己免疫疾患やアレルギーに罹患するリスクを減らす、とされています。そしてその様々な感染症の中でも、特に寄生虫[※1]のような人類と共生してきた微生物の感染が、アレルギーや自己免疫疾患を防ぐのに重要である、とする考え方があり、「古き友仮説（Old friends hypothesis）」と呼ばれています（Clin Rev Allerg Immunol 2012; 42:5）。

寄生虫の生存戦略

寄生虫感染が自己免疫やアレルギーを防ぐために特に有用であると考えられる理由として、寄生虫に特有の生存戦略があります。

寄生虫は、それ単体では生きていくことができません。感染した相手を殺してしまうと、自らが生きる場所も失ってしまうのです。そのため、マラリアなどの激烈な症状をきたすものもいますが、多くの寄生虫はさしたる症状も起こさず宿主に潜伏感染しています。その際、寄生虫はヒトの免疫系によって攻撃され拒絶されてしまわないように、宿主の免疫系を抑える仕組みを発達させる必要があったのです。この寄生虫の感染によって誘導される免疫を抑える作用が、自己免疫やアレルギーを防ぐために有利に働いていた可能性が考えられます。

動物モデルでも、SLEや1型糖尿病の動物モデルに、マラリア原虫や、住血吸虫、フィラリアなど様々な寄生虫を感染させると、それらの病気が起きなくなることが報告されています。そのメカニズムの一つとして、寄生虫感染により制御性T細胞が誘導されることが知られています。寄生虫は、制御性T細胞を誘導することによって自らが拒絶されないようにしており、そのことが宿主の自己免疫疾患の発症を防いできたのです。

制御性T細胞以外にも、寄生虫の感染には、様々な免疫を抑制する物質を誘導する作用があることが報告されています。

人類は寄生虫と共生してきた

人類は大昔から、寄生虫とともに暮らしていました。

例えば、回虫やサナダムシ、トキソプラズマなどの寄生虫は、ネコ科の動物が自然宿主として知られています。シベリアの永久凍土で見つかった約1万年前に絶滅したホラアナライオンの糞便からも、サナダムシなど様々な寄生虫の遺伝子が検出されます。自ら獲物を捕らえる力がそれほどなかった古代の人類は、これら古代のネコ科の動物たちが殺した獲物の残り物をあさって食べていたこともあったでしょう。古代人たちは、その中でも得難い栄養分である脂肪を含んだ骨髄を、好んですすって食べていたと言われています。そのために、ネコ科の動物が噛んだ獲物に残された寄生虫の卵から、当時のヒトにも感染が成立していたと思われます。

その後農耕が始まり、人類が猫や豚、鶏などを家畜として飼育するようになってから、寄生虫感染はさらに飛躍的に増えました。エクアドルで、狩猟採集民と農耕民の寄生虫の感染率をみてみると、圧倒的に農耕民のほうが寄生虫の感染が多かったということが報告されています。

このように、人類は長きにわたって寄生虫と共生してきました。そのため、寄生虫とヒトとは、共生状態を維持するために、長い年月を経てお互いの免疫系を変化させてきたと考えられます。

寄生虫の駆除により自己免疫疾患やアレルギーが増える

現代でも発展途上国では、半数以上が何らかの寄生虫に感染していると言われます。そしてこれらの国では自己免疫疾患やアレルギーが少ないのです。逆に、アフリカのガボンなどの複数の国では、寄生虫を駆除したことによって、アトピー性皮膚炎などの疾患が増加したことが報告されています（BMC Med 2015; 13: 81）。

つまり、寄生虫が誘導する何らかのメカニズムが、アレルギーや自己免疫疾患の発症に対して抑制的に働いており、寄生虫がいなくなったことがそれらの病気を増やすことにつながった可能性があるのです。

この考え方に沿って、寄生虫に感染したり、寄生虫由来の物質を投与することによって免疫抑制作用を発揮させ、自己免疫疾患やアレルギーを治療しようとする研究が、様々に試みられてきました。日本でも、寄生虫博士として知られる藤田紘一郎博士が、自らサナダムシを飲むなどしてユニークな研究をしてきたことがよく知られています（藤田紘一郎『笑うカイチュウ』講談社）。

日本で自己免疫疾患やアレルギーが増えた理由

我が国でも、自己免疫疾患やアレルギー疾患は近年、増加の一途をたどっています。その理由として、青洟を垂らした子供たちが減ったことに加え、寄生虫の感染が減ったことが関係しているかもしれません。

日本では、第二次世界大戦後も多くの人が寄生虫に感染していました。日本人の60％前後が回虫を、５％前後が鉤虫《こうちゅう》（十二指腸虫）を体の中にもっていました。私の祖父が終戦後、郷里の松山で医院を開業した際も、当時は鉤虫によって貧血になっている人たちがたくさんいました。そして、祖父が鉤虫症と診断し駆虫薬を処方したことで症状がよくなった人が続出したことから、祖父の医院は「ムシイチ（０６４１）」（行けば虫をやっつけてくれる）という電話番号とともに評判になったということです。このような駆虫薬の普及と衛生環境の整備（農業での化学肥料の導入や、水洗便所の普及など）によって、日本では寄生虫感染は激減しました。しかし、ちょうどそのころから日本でも自己免疫疾患やアレルギーが増えてきたのです。

寄生虫の減少と自己免疫疾患の増加にどのくらいの関連があるものなのか、さらなる報告がまたれるところです。ただし、寄生虫の中には第I部でご紹介したような「ならず者」も紛れ込んでおり、不快な症状をなすものもいますので、「古き友」とどのようによい関係を築いていけるかは、人類の今後の課題といえるでしょう。

※1　寄生虫とは、人や動物の体内に寄生して生きる生き物で、単細胞の原虫と多細胞の蠕虫（ぜんちゅう）の2つに大別される。蠕虫はさらに、条虫（cestode）、線形動物または線虫（nematode）、吸虫（trematode）の3種類に分類される。マラリア原虫やトリパノソーマは原虫、サナダムシやエキノコックスは条虫、回虫は線虫、日本住血吸虫は吸虫に分類される。

第10章

腸内細菌のチカラ

マイクロビオーム仮説

　ストラチャン博士らの研究によって、自己免疫疾患に対する耐性を獲得するためには、幼少期のある一定時期を非衛生的な環境で過ごすことが重要であることが明らかになりました。

　この幼少期が特に重要である、ということを説明するもう一つの理由として、乳幼児期に「細菌《さいきん》叢《そう》」※1が決定される、ということがあります。細菌叢は、生後間もなくから数年にかけて形成され、そして終生、大きく変わることはないからです。

　健常に発達した細菌叢が自己免疫やアレルギーを防ぐように働く、というこの考え方は、マイクロビオーム仮説と呼ばれています。

腸は最大の免疫臓器

ヒトは、皮膚や気道などに様々な細菌叢をもちますが、その中でも、腸は最も大きな細菌叢をもっています。この最大の細菌叢をかかえた腸管が、免疫系の働きに大きな影響を与えているのは間違いありません。

一人の人間の腸管の広さは小腸のみでもテニスコート1面におよび、その中に我々は1000種類以上、100兆個におよぶ腸内細菌をかかえています。腸内細菌の中には、ビタミンやその他の栄養素をつくり生体にとってメリットのあるものもあれば、粘膜から生体内に侵入し、強い炎症を引き起こすものもあります。これら100兆個もの腸内細菌は、お互いにバランスを保ちながら、人間の腸内で暮らしているのです。

生まれたときから決まってくる

細菌叢は、生後数年の間に決まっていくとされますが、生まれた瞬間から周囲の環境にある細菌の影響を受けて決まっていきます。母体から無菌の状態で出てくる赤ちゃんに向かって、周囲の環境に存在するありとあらゆる細菌が、一番乗りをめざして一瞬のうちに駆け上り、定着して、細菌叢を形作っていくのです。

例えば、帝王切開で生まれた子どもと自然分娩で生まれた子どもでは、腸内細菌叢が異なります。自然分娩で生まれた子どもの腸内細菌は、出産時に通ってくる母体の膣の細菌叢の影響を受け、乳酸菌が増えています。赤ちゃんが母乳を消化するのに有用な乳酸菌が増えるという、生理的に理にかなった現象です。一方、帝王切開で生まれた子どもの腸内細菌叢は、皮膚由来の黄色ブドウ球菌やロチアなどのグラム陽性球菌の定着が多くなっています。黄色ブドウ球菌は、アトピー性皮膚炎の患者さんの皮膚では9割近くに認められ、アトピーの悪化や、伝染性膿痂疹（とびひ）の合併の原因となっています。

母乳と人工乳でも腸内細菌は変わります。人工乳で育てられた子供では、偽膜性大腸炎の原因菌であるClostridium difficileなどの、潜在的に病原性のある細菌を保有する確率が高いことが報告されています。

また、抗生剤を使用することによっても、病原菌だけでなく腸内の有用な菌も大量に死滅しますので、腸内細菌叢は甚大な影響を受けます。

そして、帝王切開で生まれた子どもや、人工乳で育てられた子ども、そして幼少期に広域抗生剤を使用された子どもたちは、将来、アレルギーや1型糖尿病などの自己免疫疾患を発症する確率が高くなることが報告されています。

このように腸内細菌叢は、生まれたときから様々な環境の影響を受けて決まっていくのです。

多様性がカギ

先のカレリア地方の研究で、ロシア側のカレリアはフィンランド側のカレリアに比べて1型糖尿病などの自己免疫疾患の発症が少ないということをお話ししました。

では、フィンランド側のカレリアとロシア側のカレリアの人たちの腸内細菌叢ではどこが違っていたのでしょうか？

最も大きな違いは、腸内細菌叢の多様性（たくさんの種類があること）にあるようです。ロシア側のカレリアの人たちは、フィンランド側よりもはるかに多様な腸内細菌をもっていました。

そして、先に、細菌由来のＬＰＳには動物モデルの1型糖尿病の発症を防ぐ作用があるということをお話ししましたが、ロシア側のカレリア共和国に住む人たちの便からとられた大腸菌由来のＬＰＳにも、糖尿病の発症を防ぐ効果がありました。ところが、フィンランド側のカレリアの人たちからとられたバクテロイデスという菌由来のＬＰＳでは、そのような効果がなかったのです。

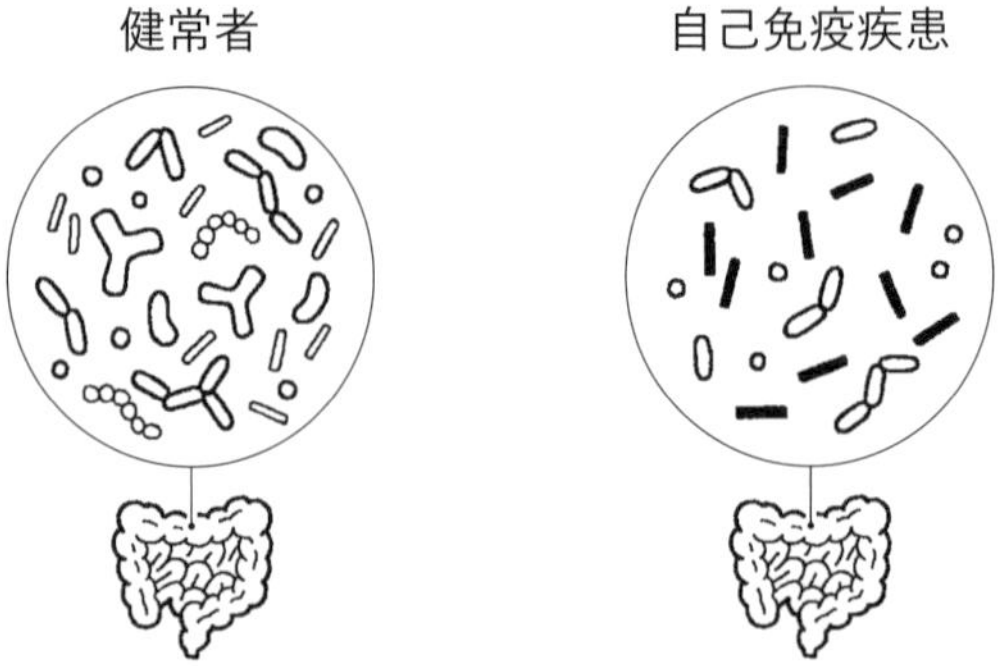

図23　健常者と自己免疫疾患の患者の腸内細菌叢

つまり、同じLPSでも、菌の由来により化学構造が異なっており、1型糖尿病をふせぐ力があるかどうかが違っていたのです。

さらに、フィンランドで、1型糖尿病を発症した子どもの兄弟について、便を経時的に採取しながら、その後に1型糖尿病を発症するかしないか追跡した研究があります（Cell Host Microbe. 2015; 17: 260）。

まず、1型糖尿病を発症した子どもたちでは、発症の何年も前から膵臓の細胞に対する自己抗体が検出されました。つまり、病気の発症の何年も前から自己免疫現象ははじまっていたのです。ところが1型糖尿病の発症には至っていませんでした。

しかし、彼らが1型糖尿病を発症する直前に、腸内細菌叢の多様性が約25％低下し、同時にいくつかの腸内細菌にドラスティックな動きがありました。つまり腸内細菌叢の多様性が低下した結果、いくつかの腸内細菌が過剰に増えたり減ったりしたことが、1型糖尿病の直接の発症の引き金となっているようにみえるのです。

現在、多くの自己免疫疾患の患者で、健常者に比べて腸内細菌の多様性が乏しいことが報告されています。

現代の生活で失われたものとは?

現代の食生活と古代の食生活で、変化したものは何なのでしょうか? 古来、人間は、木の実や海藻、魚や貝など、食べられるものは何でも、手当たり次第に食べていました。これが雑食性である人間の特徴といえます。それら様々な食べ物を消化するために、人間の腸には、実に様々な腸内細菌が定着してきました。

ところが、典型的な現代社会で食べるものはどうでしょうか? 人によっては、毎日パンと牛乳ばかり、という場合もあるでしょう。あるいは、毎日食べるのはインスタント麺ばかり、というような人もいるでしょう。このような食生活を送ることによって、現代人の腸内細菌は多様性を失っています。

人類が食用にできる植物は地球上に5000種類以上存在します。ところが現在は、わずか3種類の穀物であるコメと小麦とトウモロコシが、人類のカロリーの69％と、蛋白質の56％をまかなっているのです。この食生活のバラエティの乏しさは、生物としては異常事態であるといえるでしょう。

多様性を失うことで起きること

腸内細菌の多様性が失われることによって何が起きるでしょうか？　腸内細菌の中には、生体にとって有利に働き、生体と共生している菌もあれば、粘膜から生体内に侵入し非常に強い炎症を引き起こすものも存在します。そのような多様な細菌が存在し、お互いがほかの細菌の増殖を抑制しあうことで、腸内細菌叢は平衡を保っています。つまり多様な細菌が共存することによって、特定の細菌だけが異常に増加することを防いでいるのです。しかし、抗生剤の使用や種々の理由によって、腸内細菌の多様性が低下すると、その抑制機構が働かなくなり、病原細菌がある一定程度に増えた場合には、他の細菌がその増殖を十分に抑制できず、腸内細菌全体のバランスが一気に崩れて自己免疫疾患やアレルギーを発症してしまう可能性があるのです。

実際に、自己免疫疾患の患者さんでは、健康な人に比べて腸内細菌の多様性が低下しており、ある特定の菌だけが増えていることが報告されています。例えば、早期の関節リウマチの患者さんではプレボテラ（*Prevotella copri*）という細菌が増加していることが、日本、アメリカ、ヨーロッパなど複数の国の研究で示されました（Elife 2013; 2: e01202）。また、クローン病ではルミノコッカス（*Ruminococcus gnavus*）という細菌が増えています。

自己免疫疾患の原因「リーキーガット」

さらに、自己免疫疾患の患者さんでは、特定の腸内細菌が生体の中にまで侵入することがあります。

つい最近まで、生体の内部は無菌であると信じられてきました。腸管は体の中にありますが、腸管の内容物と生体とは粘膜で隔てられているため、生物学的には生体の「外」として扱われます。そして生体の内部臓器は、免疫が守っているために基本的には無菌であると考えられてきたのです。

ところが、最近の解析技術の向上によって、腸間膜リンパ節、脾臓、肝臓など腸管と隣接する臓器を検査すると、これらの組織から腸内細菌の遺伝子が検出されることがあるとわかりました。さらに、組織を取り出して培養すると、なんとそれらの菌が培養されたの

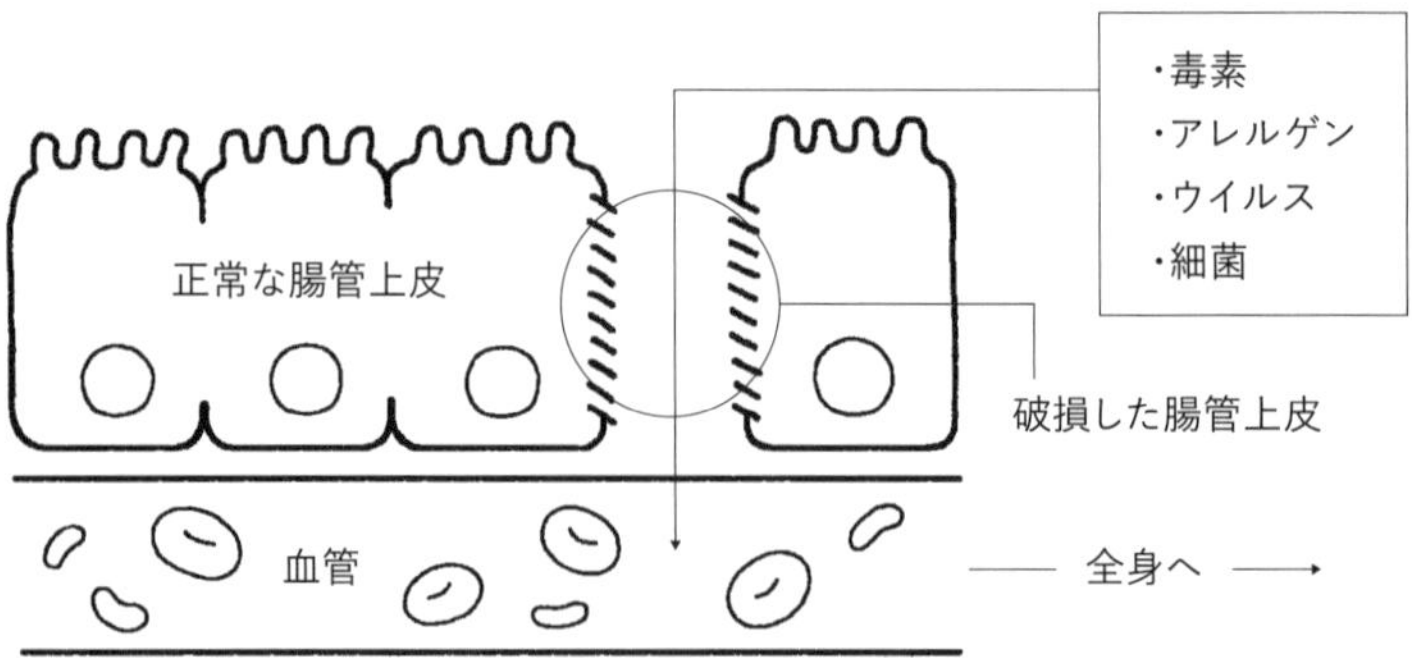

図24　リーキーガット

です。すなわち、生体内は完全な無菌ではなく、腸内細菌の一部が傷んだ腸管壁を介して生体内に侵入していたのです。

これは、リーキーガット（Leaky gut）と呼ばれています。自己免疫疾患やアレルギーを持っている患者さんでは、腸管に炎症があってリーキーガットにより腸内細菌が生体内に侵入し、自己免疫現象の引き金となっている可能性があるのです。

自己免疫性肝炎の原因細菌をつきとめた

リーキーガットの研究は、主に自己免疫のモデル動物を用いてなされてきました。ヒトでそのことを証明するためには臓器を採取して培養する必要があるため、困難だったのです。

ところが、ヒトでも、診断のための「生検」で臓器の一部を取り出すことがあります。この「生検」で取り出した組織を使って、リーキーガットが自己免疫疾患につながることを直接証明した研究があります（Science 2018; 359: 1156）。

SLEなどの疾患では、肝臓にも自己免疫を伴うことがあり、自己免疫性肝炎と呼ばれます。自己免疫性肝炎では、肝炎の原因をつきとめるために肝臓に針を刺して組織をとってくる「肝生検」を行います。この肝生検の組織を培養したところ、エンテロコッカス（*Enterococcus gallinarum*）という腸内細菌が生えてきました。そして、この腸内細菌をSLEのモデル動物に投与したところ、実際にSLEを発症したのです。

つまり、リーキーガットを通して生体内に侵入した腸内細菌が、実際に自己免疫疾患の原因となることがあるのです。

制御性T細胞を誘導する細菌がある

このように、生体内に侵入し自己免疫疾患の原因となる病的な腸内細菌がある一方、制御性T細胞を誘導し自己免疫を防ぐ腸内細菌も存在します。

クロストリジウム属の17種の腸内細菌は、酪酸という酸を産生し、腸管粘膜で制御性T細胞を誘導します（Science 2011; 331: 337）。酪酸とは、ミルクを発酵させたときにできる酸であり、赤ちゃんの便のあの酸っぱい匂いが酪酸の匂いです。

クローン病の患者さんでは、自己の腸管を攻撃するT細胞が腸管粘膜で暴れまわって腸管に炎症を起こしています。それを取り締まるための警察官である制御性T細胞もいるはずですが、暴れまわるT細胞におされて炎症がコントロールできなくなっています。クロストリジウム属の腸内細菌が産生する酪酸は、この制御性T細胞の働きを誘導し、安定化させます。そのことで弱っていた制御性T細胞を安定化させ、炎症を制御することができるようになると考えられます。

腸内細菌叢を変えることができるか？

このように、腸内細菌叢が自己免疫疾患の発症に深くかかわっているならば、腸内細菌叢を操作し変化させることで、自己免疫疾患を治療したり予防したりすることができるでしょうか？

腸内細菌叢を改善する目的で、乳酸菌など様々なプロバイオティクスが販売されていま す。それらの一部には、動物に投与したときに自己免疫疾患の発症を予防する効果があったことが報告されています。ただ、腸内細菌叢というのは様々な細菌の微妙な平衡関係によって成り立っているため、少量の善玉菌を内服しただけでは、腸管内を通り過ぎるだけで、腸内細菌叢を大きく変化させることは、なかなか難しいようです。

そこで、単一の細菌を入れるのではなく、複数の腸内細菌をまとめて飲ませることで、有用な菌を定着させる方法が考えられます。例えば、制御性T細胞を誘導するクロストリジウム属の17種類の腸内細菌をカクテルとして飲ませて、クローン病などの炎症性腸炎を治療することが試みられています (Nature 2013; 500: 232)。

また、食生活をかえることで腸内細菌叢をかえることができるかもしれません。例えば、先ほどお話ししたいくつかのクロストリジウム属の腸内細菌は、食物繊維を分解することで酪酸をつくりだし、そのことで制御性T細胞の分化を誘導します。したがって、食物繊維をたくさんとることで、これらの有用な腸内細菌を増やし、腸管の制御性T細胞を増やすことができる可能性があります。

別の方法としては、他人の腸内細菌叢を移植するということも考えられます。これは「便移植」と呼ばれ、病気の患者さんに対して、健康な人の便を移植することにより、腸内細菌を入れ替えることが試みられています。実際に、Clostridium difficileという病原菌によっておきる偽膜性腸炎という腸炎の患者さんに対して便移植をすることで、偽膜性大腸炎がよくなったことが報告されています。

ただし、他人の便を移植することは、思いもよらない感染症をも伝播させてしまう可能性があります。実際に、便移植をした患者さんで重篤な感染症が発生したことがあり、現在はそのため一部の病気では便移植は中止となっています。

発酵食品のチカラ

現代の食生活で低下してしまった腸内細菌の多様性を取り戻す方法として有望なのは、発酵食品をとることかもしれません。発酵食品の中には、1gあたりに数億個の微生物が含まれており、腸内細菌が多様性を取り戻すのを助けてくれます。

世界中のあらゆる食文化は、その土地の食物を利用した独自の発酵食品を伴ってきました。ヨーロッパの露店市では、ホームメードのチーズがいたるところで売られており、ミルクを発酵させチーズをつくることが文化として各家庭に浸透していたことが分かります。つまりヨーロッパ人は決してミルクだけを飲んでいたわけではないのです。トウモロコシやバナナが主食となる地域では、トウモロコシやバナナの発酵酒が飲まれています。我が国でも、味噌や納豆、甘酒、お酒などは、すべて我が国固有のコウジカビ（Aspergillus oryzae）による発酵でつくられてきました。私の祖母もよく甘酒を作ってくれましたが、ふかしたお米に糀が混ざり発酵していくときの甘い香りやほのかな温かみを今でも思い出すことができます。

このような豊かな食生活が失われてしまったことが、自己免疫疾患やアレルギーが増えてきた一つの理由かもしれません。

マララはなぜSLEに罹患しなかったのか？

このように考えてきますと、第Ⅱ部のマララは、二重の意味でSLEの発症から守られていた可能性があることが分かります。

一つ目は、幼少期をインドの孤児院で暮らし、マラリアをはじめとする様々な感染症を経験したこと。このことが、免疫の過剰応答を抑制する仕組みを育て、SLEの発症を防いだ可能性があります。

二つ目は、マララが5歳までインドにいたこと、そして、イギリスに行って成人してからもインド料理店で働き、インドの食習慣を守ったと考えられることです。

サラの場合は、生まれてすぐに引き取られたために、腸内細菌叢は、英国の食生活のものであったでしょう。一方、マララの場合は、5歳になってから引き取られたため、その後英国の生活で慣らされたとしても、その腸内細菌叢はインドのものが優勢であったと思われます。このインドの食習慣で幼いころからはぐくまれた腸内細菌叢が、彼女を自己免疫疾患の発症から守った可能性があるのです。

第Ⅱ部では、サラとマララのエピソードを入り口に、免疫と環境の深い関係をみてきました。第Ⅲ部では、さらに時間をさかのぼり、私たちの祖先にあたる動物たちがその与えられた環境を生き延びてきたことが、現代の私たちの免疫や病気にどのような影響を与えたのかをみていきたいと思います。

※1　ヒトの身体の表面や様々な管腔で集団で生息している微生物の集団を、細菌の草むら＝細菌叢と呼ぶ。

第III部

免疫系の進化

自己免疫とアレルギーの起源

第11章

顎の出現とともに現れた病

自然免疫と獲得免疫

　ここで改めて、私たちの免疫システムについて振り返ってみたいと思います。我々がもっている免疫系には、「自然免疫」と「獲得免疫」という2つの免疫システムがあります。自然免疫とは、最も古くからある免疫系で、マクロファージや好中球（特に細菌感染に対応する細胞）、抗菌ペプチドや補体などから成り、外敵が侵入してきたときに最初の防御として働きます。一方、獲得免疫系は、進化論的に新しく獲得された免疫で、T細胞やB細胞がかかわり、抗体を産生して感染に対抗する仕組みをいいます。

自然免疫
――カブトガニの免疫系

瀬戸内の海岸では、毎年6月ごろになると大潮とともにカブトガニが忘れず浜に上がり、つがいをつくって卵を産み、ゆっくりと海に還っていきます。「生きた化石」と呼ばれるカブトガニは、4億年もの昔から、シルル紀の祖先がしてきたのと同じ営みを繰り返しているのです。

カブトガニは、実は鋏角類《きょうかくるい》と呼ばれるクモの仲間の節足動物で、古生代にローラシア大陸（太古に北半球にあったとされる超大陸）の中央部の海で生まれ、長い時間をかけてヨーロッパからアジア東岸地域へと移動してきました。そして、最終氷期がおわり海面が上昇し、現在の瀬戸内海が形成された頃に、そこを好んで棲むようになったものと考えられます。カブトガニが、瀬戸内海の何を気に入ったのかは分かりません。しかし、瀬戸内海はただの干潟のある内海ではないのです。太平洋との出入口となる狭い海峡や、700を超える島々の間には、潮の満ち引きとともに激しい海流が発生しており（「瀬戸」の語源）、大潮の時にはそれは直径20mにも達する世界最大級の渦潮にもなるのです。この激しい潮流が海水を攪拌し、干潟の砂の中に産みつけられたカブトガニの卵が孵化するのに必要な、酸素がたくさん含まれた栄養豊富な海水を届けてくれたのかもしれません。

さて、このカブトガニの青色の血液の中には、ほんの少しでも細菌（いわゆるばい菌）や真菌（いわゆるカビ）由来の物質がはいってきたら、それにたちどころに反応して凝固できる物質が含まれています。この反応はリムルス反応と呼ばれており、大変精緻であるため、現在でも高度な衛生状態を必要とする試薬（例えば人体に注射する薬剤など）を調製する際に、細菌やカビによる汚染がないかを確認するために、カブトガニの血液が使われています。

このときカブトガニの血液で働いている免疫システムが、「自然免疫」と呼ばれるものです。自然免疫では、細菌や真菌などの感染微生物に由来する特徴的な分子パターンを認識して活性化します。そのため、自然免疫が使う受容体は、パターン認識受容体と呼ばれています。例えば、細菌の細胞壁には、リポ多糖類（LPS）と呼ばれる特徴的な分子構造があり、真菌はベータグルカンと呼ばれる糖鎖が連なったような特有の分子パターンがあります。このうち、主に細菌由来の分子構造を認識するのがToll様受容体（Toll-like receptor; TLR）、真菌由来の分子を認識するのがC型レクチン受容体と呼ばれるパターン認識受容体です。

自然免疫の仕組みは、感染微生物に特徴的な共通の分子のパターンを認識して活性化し、連鎖反応を起こす非常に単純なものです。しかし、この仕組みは非常に迅速で、かつ強固であるため、多くの生物は、この自然免疫の仕組みだけで十分に生体を防御することができます。カブトガニも、この自然免疫のシステムだけをもって4億年もの年月を生き延びてきたのです。

獲得免疫系
——超ハイテクの免疫システム

自然免疫は細菌や真菌の侵入に対して迅速に全般的に反応するのに対して、獲得免疫系では、侵入してきた個々の微生物の特徴を捉え、オーダーメイドの特異抗体(その標的にしか結合しない抗体)をつくって対抗します。ワクチンで免疫がつく、というのはこの獲得免疫系の働きにより特異抗体が産生されたことを意味します。獲得免疫には、免疫の司令塔であるT細胞と、抗体を産生するB細胞とがかかわっています。微生物の侵入に対して迅速に反応することができる自然免疫系に比べて、獲得免疫ではオーダーメイドの抗体をつくるため、その反応には2週間ほどかかり、少し反応が遅れることになります。

獲得免疫の恐るべき特徴は、その特異性の高さです。生体内には臓器や血液を構成する様々な物質がありますが、抗体は目標とした分子以外には結合しません。抗体とはそのように非常に緻密に設計されたハイテクミサイルなのです。T細胞が標的をロックオンし、B

細胞がオーダーメイドの抗体を作ります。抗体を作るようになったB細胞は血液中から骨髄という安全な場所に移動し、そこで形質細胞という抗体産生に特化した形に姿をかえ、そこから大量の抗体を分泌します。それにより、生体のあらゆる場所からの標的微生物の侵入に対して対応できるようになります。ちょうど、超精密ミサイルを遠隔操作で発射しているようなものです。このような超精密遠隔攻撃が可能になる理由として、抗体が標的分子以外の生体の他の分子には結合しないという、その特異性があります。そのため、大量に分泌されたとしてもほかの臓器を傷害することがないのです。

獲得免疫のもう一つの特徴は、一度かかった感染症を記憶する、ということです。はしかや風疹などの感染症に対していわゆる「二度かかりなし」というのはこの働きであり、ワクチンはこの働きを利用しています。一度、標的を分析し精密な抗体の設計図をつくっておけば、しばらくたってから同じ微生物が侵入してきたとしても、すみやかに同じ抗体を大量生産し、迎え撃つ体制が整っているというわけです。

現代医学の治療に利用される抗体製剤

現代医学では、抗体が、標的とした分子にしか結合しないという性質を利用して、病気の治療に用いています。治療標的とする分子にのみ特異的に結合する抗体を人工的に作り出し、注射製剤として用いるのです。こうした抗体は生物学的製剤と呼ばれています。例えば、関節リウマチやクローン病では、TNFαという炎症を惹起する原因物質に対する抗体を投与することで、劇的な効果をあげています。がん治療で用いられる免疫チェックポイント阻害薬と呼ばれる薬も、腫瘍免疫にかかわる分子を標的とする生物学的製剤です。

抗体の特異性という特徴から、生物学的製剤は目標とする分子にしか結合しません。したがって、生体内のそれ以外の分子の働きに影響を与えることはありません。しかも、蛋白質でできているので、従来の低分子化合物の薬のように代謝産物が腎臓や肝臓など他の臓器に負担を与えることもないのです。

現代医学は、自然が発明した抗体という大変すぐれたハイテクシステムを、治療に応用しているのです。

ハイテクシステムにミスがおきたら

ところが、この超精密に設計された獲得免疫系による抗体作成に、万が一誤りがあったときには大変なことになります。抗体はロックオンしたものを延々と攻撃しますから、自己の組織が標的とされた場合は組織が破壊されてしまうのです。これが「自己免疫疾患」です。つまり、自己免疫疾患というのは、獲得免疫系という非常に精密なハイテク防衛システムを作り上げたことによって、起きるようになった病であるということができます。

ミスを防ぐための仕組み

獲得免疫系は、ひとたびミスがおきれば命取りになります。そこで、万が一にもミスがおきないように、免疫の司令塔であるT細胞を、「自己」の構成成分に対しては決して反応しないように厳しく教育しています。このT細胞が教育を受ける場所が、胸骨の裏、心臓の上にある胸腺という臓器です。T細胞は、ここで「自己」に対して反応しないよう徹底的なトレーニングを受けてから全身にでていくのです。

胸腺の中では、髄質線維芽細胞と呼ばれる指導教官が、様々な自己の分子を未熟なT細胞に対して提示し試問を行っています。そして、「自己」に対して強い反応を示したT細胞は、アポトーシスといって胸腺の中で死亡させられ、外にでてくることはありません。ですから、血液中に巡回しているT細胞は、基本的には自己の組織に対しては反応しない（寛容である）ようになっているのです。これを中枢性寛容（胸腺という中枢臓器において自己に対する寛容を保つ仕組み）といいます。

しかし、そうはいってもミスが起きるときはあります。「自己」に反応しないように厳しいトレーニングを受けてきたT細胞であっても、侵入してきた微生物が自己の組織と瓜二つの分子構造をもっていた場合には、自己組織をも標的としてロックオンしてしまう可能性があります。そのようなときに備えて、生体はもう一つの仕組みを備えています。それが先の章でもご紹介した制御性T細胞です。生体は、感染微生物に対して戦うT細胞を育てて送り込むだけでなく、誤って自己に対して反応してしまったT細胞を取り締まる制御性T細胞という警察官をも同時に送り込んでいるのです。この制御性T細胞が、自己に対して反応しかけたT細胞を抑え込むことで、自己免疫を防いでいるのです。これを末梢性寛容（末梢において、自己に対する寛容を保つ仕組み）といいます。※1

このように、獲得免疫系は、中枢性寛容と末梢性寛容という2つのメカニズムによって、自己に反応しないように厳しく管理されているのです。

獲得免疫の進化論的な起源

このような超ハイテクの防御システムは、いったいいつからできたのでしょうか？　その起源を進化論的にたどってみたいと思います。

私たちの遠い祖先は、ヒドラのような腔腸動物で、口と総排泄口が一緒になった袋のような消化管をもっていました。そこから、もう一つの開口部をつくり、口と肛門とが分かれた消化管をもつ生き物が現れました。そのうち、もとからあった開口部を口にした生き物が前口動物（旧口動物）、新しくつくった開口部を口にした生き物が後口動物（新口動物）と呼ばれます。前口動物からイカ・タコ・貝類などの軟体動物やエビ・カニ・クモ・昆虫などの節足動物が生まれ、後口動物から私たち脊椎動物が生まれたのです。前口動物と後口動物では、消化管の方向があべこべになっています。つまり、イカやタコなどは、いわば私たちにとっての肛門を口として使用しているわけです。

自然免疫は、これらすべての生物が備えている基本的な免疫系です。一方、獲得免疫は、この中で脊椎動物だけが備えるようになった免疫系であることが分かっています。

つまり、前口動物である扁平動物（プラナリアなど）、環形動物（ミミズなど）、軟体動物、節足動物などは、いずれも獲得免疫をもっていません。そして、後口動物の中でも脊椎動物の祖先

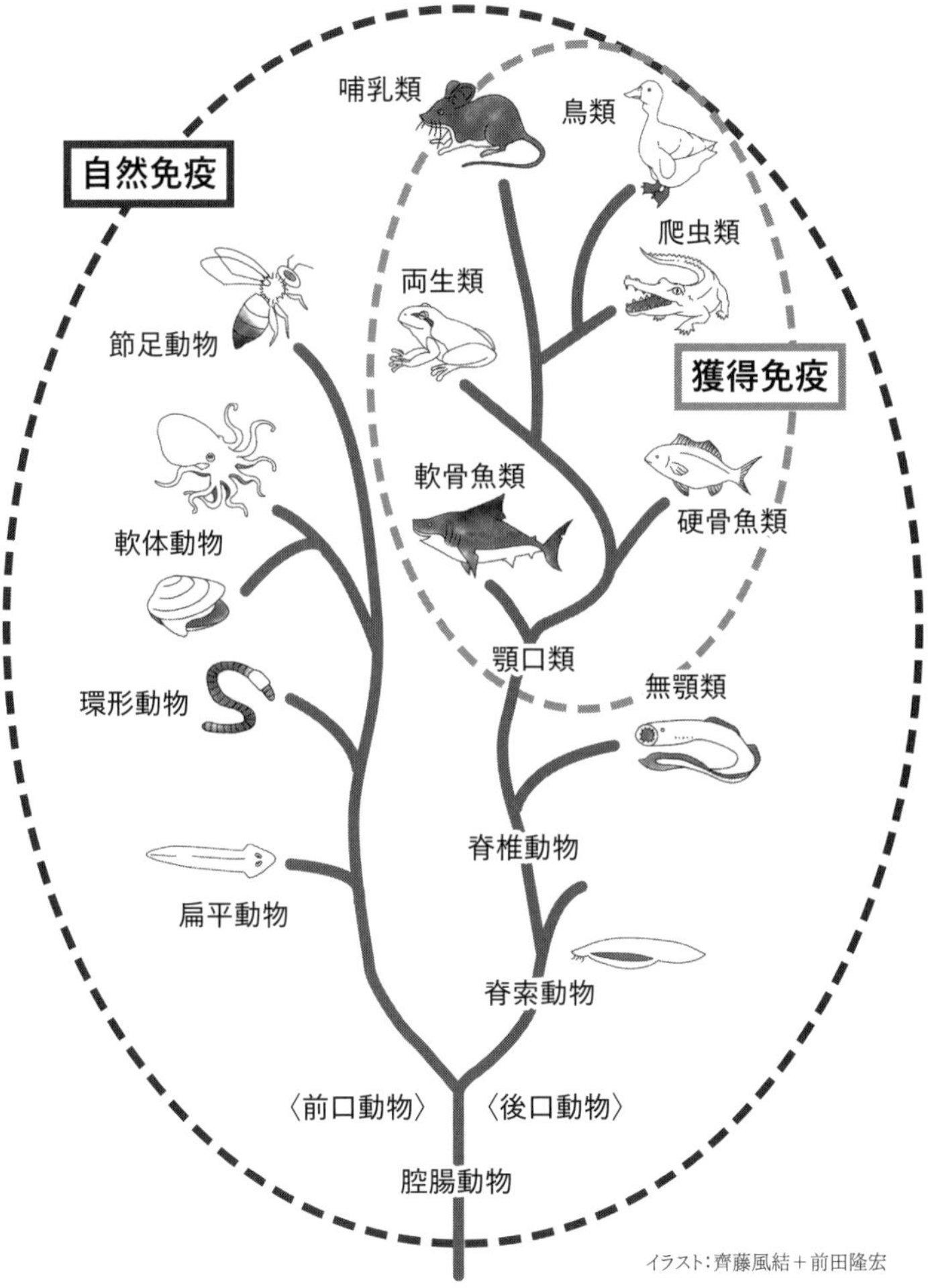
自然免疫
哺乳類
鳥類
爬虫類
両生類
獲得免疫
節足動物
軟骨魚類
硬骨魚類
軟体動物
顎口類
無顎類
環形動物
脊椎動物
扁平動物
脊索動物
〈前口動物〉
〈後口動物〉
腔腸動物
イラスト：齊藤風結＋前田隆宏

図25　進化の系統樹

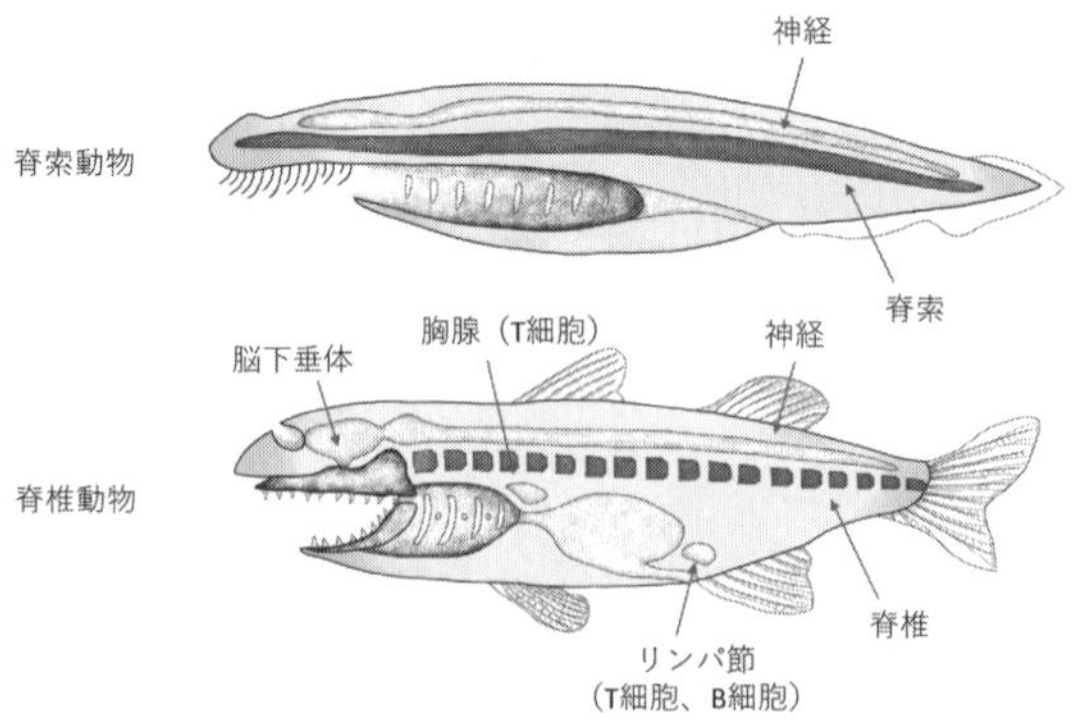

イラスト：齊藤風結＋前田隆宏

図26　脊索動物と脊椎動物

三木成夫『生命形態の自然誌』（うぶすな書院）をもとに作図

にあたるナメクジウオやホヤなどの脊索動物[※2]にも、獲得免疫系は存在しません。一方、私たち脊椎動物だけが、獲得免疫系をもっているのです。

　より正確にいいますと、脊椎動物の中で、哺乳類、鳥類、爬虫類、両生類、魚類、そしてサメやエイなどの軟骨魚類までは、完全な獲得免疫系を備えています。これらは機能的な下顎を備えているため顎口類と総称されます。一方、脊椎動物の中でも、顎をもたず吸盤のような口をもったヤツメウナギやヌタウナギなどの円口類は、私たちとは異なった原始的な獲得免疫系をもっているといわれます。

　すなわち、獲得免疫系とは、顎の出現と時期を一にして出現した免疫システムであるということができるでしょう。

「顎」の出現によって起きたこと

なぜ、「顎」の出現と同時に獲得免疫系が出現したのでしょうか？　「顎」の出現によって、生体は、外敵や食物にかみつき、かみ切り、咀嚼することができるようになりました。そのために、生体に取り込むことのできるものの種類は劇的に広がったと考えられます。食べて取り込んだものの中には、生体にとって害をなすものも多々あったでしょう。そのため、顎でかみついて腸管内に取り込んだ様々なものの中で、自分にとって害をなすものと、害をなさないものを瞬時に見分け、しかも、一度害をなしたものに対しては二度と同じ目に合わないようにしておく必要があったと考えられます。

腸内細菌との共生のはじまり

顎の出現により獲得免疫系を手に入れたことによって、脊椎動物は腸内細菌と共生することができるようになりました。

食べ物とともに腸内に取り込まれる細菌の中には、生体にとって害をなすものもあれば、ビタミンをつくってくれるなど生体にとって役にたつ細菌も存在します。獲得免疫系によって、血中にＩｇＧ型の抗体（血液中を循環する主要な抗体）を分泌するだけでなく、腸管内へもＩｇＡ型の抗体（腸管へと分泌される抗体）を分泌することができるようになりました。このＩｇＡ型の抗体によって、害をなす病原細菌を腸管内から除去する一方、役にたつ細菌は許容して腸内に定着させることで、自らの栄養状態の改善に役立てることができるようになったのです。

実際に、獲得免疫系をもつ脊椎動物は、１０００種類以上、１００兆個もの多様な腸内細菌を腸管内に保持していますが、獲得免疫系をもたない例えばイカなどの腸内に定着している細菌は、わずか10種類にも満たないことがわかっています（mSystems 2019; 4: e00177）。

このように、脊椎動物は、顎を獲得したことで多様なものを「食べ」、しかも、多様な腸内細菌を保持することで、生存に必要な栄養を得る方法が格段に向上したのです。

「食べる」と同時に「食べられる」リスクも増えた

「顎」の出現によって「食べる」機会が増えたということは、同時に自らが「食べられる」リスクも大幅に増大したと考えられます。「食べられ」かかって傷を負い、皮膚から細菌が侵入してきたときは、それに対して迅速に反応し、かつその対応を記憶しておく必要があ

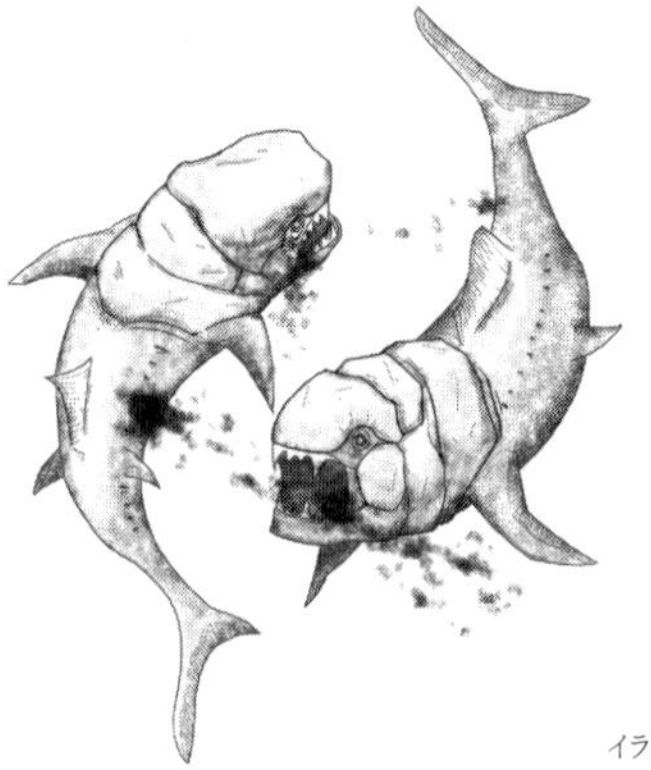
イラスト：齊藤風結＋前田隆宏

図27　「顎」の出現とともに現れた世界

ったでしょう。そのために、血中に抗体を用意し、細菌がどこから侵入してきても守れるようにしたのです。

つまり、「顎」が出現したことによって「食べる」機会と「食べられる」機会が飛躍的に増えたため、「自己」と「非自己」を明確に峻別し、かつ、一度かかったものを記憶して防衛する獲得免疫系を発達させる必要があったのです。

「顎」からはじまった脊椎動物の下剋上

スペースアドベンチャーもののB級映画では、エイリアンは節足動物の姿で描かれることがよくあります。鋭く尖った切っ先や、カギ爪、ハサミ、吸盤など、様々な形の先端をもち、複数の関節を自由自在に曲げ伸ばしすることのできる前肢は、まさに節足動物の最大の武器になります。宇宙ステーションの中を逃げ惑う人々は、エイリアンが伸ばしてくるその触手によりからめ捕られ、ついに口元に運ばれます。「すわ、主人公危うし」と思いきや、節足動物型のエイリアンの口元は意外と弱々しく、そこから主人公の反撃が始まります。

そうです。実は節足動物の口元は意外と華奢なのです。昆虫類や鋏角類・甲殻類などの節足動物は、獲物を捕獲するための「あし」を様々に発達させてきました。しかし、その高度に攻撃的に進化した前肢に比べて、口の構造は驚くほど拙いものです。約5億年前のカンブリア紀に生態系の頂点として君臨した節足動物の祖先アノマロカリスも、鋭い棘のついた2つの大きな付属肢をもっていましたが、その基部にある丸い口に放射状に並ぶ三層の歯は石灰化しておらず、摩耗の跡もないことから、硬い外骨格をもつ生き物を粉砕することはできなかったと考えられます。すなわちアノマロカリスの口は、体の柔らかな小動物を吸い込んだり、屍肉をすすったりして食べるのに適していたのです。

節足動物が「あし」を発達させたのに対して、脊椎動物は「顎」を発達させることで進化してきました。

脊索動物から進化した、「顎」を獲得する前の世界最古の脊椎動物ともいわれる無顎類ミロクンミンギアやハイコウイクティスの化石は、数㎝に満たない大きさで、狭い範囲に100個体以上が群れをなして見つかります。この群れをなすという特徴は、典型的な被捕食者のものであり、カンブリア紀には彼らが生態ピラミッドの最下層に位置していたことを示します。

ところがその後、デボン紀に登場した「顎」をもつ脊椎動物の代表種、甲冑魚ダンクレオステウスの体の大きさは8メートルから10メートル、顎の力は4000ニュートン以上で、現生のアリゲーターを超える噛む力があったとされます。また「顎（JAWS）」の代名詞といえるサメの祖先、軟骨魚類メガロドンの体長は15メートルにおよび、噛む力は実に10万ニュートンに達したと分析されています（土屋健『機能獲得の進化史』みすず書房）。つまり、脊椎動物は「顎」を手に入れたことによって、生態系の最下層からピラミッドの頂点へと一気に駆け上がったのです。

節足動物のような「あし」はもたないけれども、体をくねらせて近づいてきて噛みつき殻や骨を丸ごと噛み砕く「顎」をもった脊椎動物は、他の動物からは恐るべき異形の生き物として映ったことでしょう。

そして「顎」をもつ生き物が現れたことで、地球上のすべての生き物の生存競争は激化しました。「噛み」「噛まれる」という戦いの中で、多くの生き物が「自己」と「非自己」

とを意識せざるを得ない時代へと入っていったと考えられます。そのような時代の中で、脊椎動物は、免疫学的にも「自己・非自己」を分別する獲得免疫系を確立し、過酷な生存競争を生き延びてきたのです。

進化を解くカギ
――ヤツメウナギとヌタウナギ

ヤツメウナギは、吸盤型の口をもち、大型魚類の側面に吸い付いて、角質の刃を備えた舌で肉片を削ぎ取って食べる寄生性の生き物です。体の側面に7つの鰓孔《さいこう》があり、眼と合わせて「八つ目」ウナギと呼ばれていますが、れっきとした魚類で顎と背骨を備えたウナギとは異なる生き物で、その特徴的な口の形から「円口類」と呼ばれています。ヌタウナギもヤツメウナギと同じ円口類で、こちらは泥質の海底に潜って棲み、その丸い口で上層から落ちてくる死んだ魚やクジラの屍骸を漁って食べたり、蠕虫類などを捕食したりしています。

円口類は、現生する唯一の無顎類です。現生する円口類以外の脊椎動物はすべて顎口類であり、背骨と顎を持っているのに対し、円口類は背骨をもちません。ただし、円口類の尾部には複数の小さな軟骨の塊があり、脊椎骨と同様の形態学的特徴をもっています。また、顎口類のような強力な「顎」はもちませんが、円盤状の口で吸い付くことによって、豊富な栄養を得ることができるようになったと考えられます。そして、一つしかない鼻孔の後ろには、顎口類と同様の発生学的特徴をもつ脳下垂体を有しています(Nature 2007; 446: 672, Nature 2013; 493: 175)。これらの形態学的な特徴から、円口類は、現存するすべての脊椎動物へとつながる「生きた化石」と考えられています。

円口類は、顎口類のもつ抗体のシステムとは異なりますが、特定の標的蛋白質だけに結合する独特の抗原受容体をもっています。そして、顎口類と同じように、自己に反応するリンパ球を除く独自の仕組みも備えています。すなわち、円口類は、原始的な獲得免疫系を備えているといえます(Annu Rev Immunol 2012; 30: 203)。

濾過食性(食物をこして食べる)の脊索動物は、獲得免疫系をもっていませんでした。吸盤型の口をもつ円口類へと進化する過程で原始的な獲得免疫系が現れ、顎を手に入れた顎口類が完全な獲得免疫系を備えるようになったことからも、獲得免疫系が「顎」の発達と分かちがたい関係をもって発達してきたことが分かります。

このようにヌタウナギとヤツメウナギは、形態学的にも免疫学的にも、私たち脊椎動物の進化の仕組みを解くカギになっているのです。

ストレス応答も「顎」の発達とともに

顎を手に入れたことで「食べる」とともに「食べられる」リスクを負うようになった脊椎動物は、そのストレスに応答する仕組みも備えなければなりませんでした。

脊椎動物には、視床下部‐下垂体‐副腎という一連の内分泌臓器（HPA系）が存在し、これらの内分泌臓器は、ストレスに対する応答を担っています。この視床下部‐下垂体系も、顎の獲得と時期を一にして発達してきたことがわかってきました。

視床下部‐下垂体系では、視床下部が「食べられる」ようなストレスを認識し、脳下垂体、副腎とつづくホルモンのリレーを介して、カテコラミン（体を興奮させる物質）を分泌して血圧を上昇させると同時に、副腎皮質からステロイドホルモンを放出させます。

「食べられる」という危急の時期には、カテコラミンによって血圧を上昇させ、逃げる態勢を整えなければなりません。そして、傷を負って細菌が侵入してきたとしても熱を出してぐったりとしているわけにはいきません。炎症を強力に抑制して逃げ切らなければならないのです。そのため、ステロイドホルモンは免疫を抑制して炎症を強力に抑制する作用があるのです。

腸内細菌とストレス応答

脳下垂体などの神経内分泌細胞は、発生学的には腸管壁を構成する細胞から分化した細胞群です（藤田恒夫『腸は考える』岩波書店）。したがって、これらの神経内分泌細胞が適切に育つためには、腸内細菌からの多様な刺激が必要なのです。腸内細菌が存在しない無菌状態で育てたマウスでは、視床下部－下垂体系が過剰反応をきたしてしまうことがわかっています。多様な細菌が存在する環境で腸管壁の細胞からの様々な刺激を受けることで、ストレスの程度に応じた適切な量のステロイドホルモンを分泌するように、調整できるようになるのだと考えられます（Proc Natl Acad Sci 2011; 108: 3047, J Physiol 2004; 558: 263）。

自己免疫疾患の治療薬
――ステロイド

生体は副腎という臓器でステロイドホルモンを分泌しています。現在、様々な自己免疫疾患の治療薬として使われているステロイド剤は、この副腎が分泌するステロイドホルモンを化学合成してつくったものです。

ステロイドは、過剰な免疫応答を抑制し、同時に炎症も抑制します。そのことで、自己免疫疾患の病態を強力に抑制します。したがってステロイド剤は、様々な自己免疫疾患の治療になくてはならない治療薬の一つです。

ステロイドを使用するときの注意点

ステロイドホルモンを治療薬として用いた場合には、注意すべき点があります。その使用を急にやめると、リバウンドという現象がでて、元の病勢が一気に悪化してしまう場合があるのです。

生体は副腎から、自然な状態でステロイドホルモンを分泌しています。その分泌量は、視床下部ｰ下垂体系によって制御されています。

血中にステロイドホルモンが過剰に存在すると、視床下部ｰ下垂体系は、ステロイドホルモンの分泌を低下させるような指令を副腎に出します。逆に、血中のステロイドホルモンが少ないと、視床下部ｰ下垂体系は、副腎に対してもっとステロイドホルモンを分泌するように指令をだすのです。このことを、ステロイドホルモンは、視床下部ｰ下垂体系によるネガティブフィードバック（負のフィードバック機構）を受けているといいます。

ステロイド剤を薬として外から投与すると、視床下部―下垂体系は、ステロイドホルモンが多量にですぎていると勘違いして、自らの副腎にステロイドホルモンの分泌をやめるように指令をだします。そのため、いったんステロイド剤を使用し始めると、内因性のステロイドホルモンを分泌する力が弱くなってしまうのです。

その状態でステロイド剤の使用を突然中止しますと、生体内からステロイドホルモンを分泌できない状態で、外から補っていたステロイドもなくなる、という状態になりますので、生体内の炎症をコントロールできなくなるのです。これがリバウンドと呼ばれる現象です。

したがって、治療薬としてステロイドをある程度の期間使用した後は、病状がよくなったら徐々に投与するステロイド剤の量を減らし、自分の副腎がステロイドホルモンをつくれるようになるように慣らしてから中止しなければならないのです。

ストレスは自己免疫疾患発症のきっかけとなるか？

ストレスは、自己免疫疾患のきっかけになるでしょうか？

自己免疫疾患の患者さんが、強いストレスをきっかけに発症した、もしくは、症状が悪化した、などの話はしばしば耳にします。

ストレスがかかった際に分泌されるステロイドホルモンは、前述のように過剰な免疫応答を抑え炎症を強力に抑制することで、自己免疫疾患を防ぐ力があります。実際に、ステロイド剤は様々な自己免疫疾患の治療薬として使われています。これらの事実から考えると、生体が様々なストレスを受けたときに、その炎症を抑えるだけの十分な量のステロイドホルモンが分泌できなければ、自己免疫疾患の発症リスクとなる可能性は十分に考えられます。

心理的なストレスと病気との関係を証明するのはなかなか困難ですが、PTSD（心的外傷後ストレス障害）のような強いストレスを経験した人は、その後に自己免疫疾患を発症する確率が高くなることが報告されています（Arthritis Care Res 2023; 75: 174）。

ただし、ストレスを受けた人たち皆が自己免疫疾患を発症するわけではありませんので、ストレスが自己免疫疾患の直接的な原因になるわけではありません。しかし、自己免疫疾患の素因を持つ人たちにとっては、その発症を後押しする一因にはなると考えられます。

引き金を引くのは誰？

さて、獲得免疫系は、「自己」と「非自己」を見分けて活性化するとされます。しかし、獲得免疫系が攻撃するのは本当に「非自己」だけなのでしょうか？　そもそも「自己」とは何なのでしょうか？

T細胞は胸腺で「自己」を攻撃しないように厳しい教育を受けてから出てきます。しかし、出てきた後に「自己」の組織が変わったらどうなるでしょうか？　実際に、翻訳後修飾[※3]といって、細胞が遺伝子の設計図をもとに作り出した蛋白質の構造が後になって変わったときには、獲得免疫の攻撃対象となり、自己免疫疾患の発症のきっかけとなることが知られています。しかし例えば、女性が妊娠・出産した後に、母乳を分泌するようになった場合に、乳腺や乳汁成分に対して自己免疫が働くようになったということは聞いたことがありません。T細胞が胸腺で教育を受けたときには、乳汁を分泌する細胞や蛋白は存在しなかったはずです。一方、自己免疫疾患の患者さんでは、「抗核抗体」のようにすべての細胞がもっている核成分が、攻撃の対象になったりするケースがあります。この差はどこからでてくるのでしょうか？

この理由について、大変興味深い仮説を提示した学者がいます。その説によると、免疫現象が起きるかどうかを決めるのは、「自己・非自己」ではなく、「危険か・危険でないか」というコンテクスト（文脈）によるというものです。

免疫を活性化させる「危険」シグナル

生体が「危険か・危険でないか」によって免疫現象のオンオフを決めているというDanger仮説は、ポリー・マッチンガー博士によって提唱されました。マッチンガー博士は、そもそも医学や生物学の学位を持っている人ではありませんでした。彼女は、カリフォルニア大学デービス校のバーでバーテンダーとして働いていたのです。ところがこのバーには、免疫学者、生物学者、遺伝学者、医者など様々な分野の人たちが集って、免疫学について様々な自由な議論をする場となっていたため、彼女も議論に加わるようになったのです。そして、議論に加わっているうちに彼女は「自分の説」をもつようになりました。そして、「彼女の説」を面白いと思ったカリフォルニア大学の教授が彼女を教室に迎え入れ、学位をとらせ、論文を書かせました。それが２００２年の「Science」誌に掲載されています（Science 2002; 296: 301）。

「危険」か「危険でない」か

従来の説では、自然免疫系は、「感染微生物かどうか」を分子パターンでみわけており、一方で獲得免疫系は、個々の微生物の特徴をとらえた上で、それが「自己か非自己か」を見極め免疫反応を起こすかどうかを決めるとされていました。マッチンガー博士は、それらを一歩すすめて、免疫系は「危険か危険でないか」によって反応を起こすかどうかを決めている、というDanger仮説を提唱しました。

感染微生物由来の物質は、もちろん「危険」ですから免疫を活性化します。自然免疫が病原体由来の物質をみわけるために目印とする特徴的な分子構造のパターンは、Pathogen associated molecular patterns; PAMPsと呼ばれています。

一方、感染微生物でなくとも、自然免疫系の活性化は起こります。それは、ダメージを受けた細胞から放出される物質が、細胞にとっては仲間が外敵によって殺されているという極めて「危険」なシグナルとして認識され、免疫を活性化させるからです。このダメージを受けた細胞に由来する特徴的な分子パターンは、Damage associated molecular patterns; DAMPsと呼ばれています。DAMPsは、生体内に炎症がおきて「危険」が迫っていることを知らせるシグナルになります。自然免疫系は、PAMPsだけでなくDAMPsをもきっかけとして活性化するのです。

そして、「自己」の構成成分が獲得免疫系によって攻撃されるかどうかは、その文脈によります。髪の毛が生え変わるときや乳汁を分泌するときなど、自然のターンオーバーとして「自己」の抗原が変化した場合は、「非自己」になったとしてもPAMPsやDAMPsは伴いませんので、「危険」ではないとして免疫現象は起きません。しかし、「自己」の成分であっても、炎症によって細胞死が起こりその中身が放出されたような場合は、DAMPsによって「危険」として認識され免疫現象が惹起されうるのです。「抗核抗体」のような自己抗体が産生されるのも、細胞が死んで核成分が放出されたために、それが「危険」なシグナルとして認識され、免疫系の標的になると考えられます。

現代社会における免疫活性化の引き金

このように考えますと、様々な感染症や環境由来の物質が、免疫活性化や自己免疫のきっかけとなることがわかります。それがPAMPsやDAMPsなどの危険を知らせるシグナルとして働くからです。

様々な感染症は、自己免疫疾患の発症のきっかけとなりえます。例えば、新型コロナ感染症などのウイルス感染の後に自己免疫疾患を発症した症例は、多数報告されています。感染をきっかけとしたPAMPsによる自己免疫疾患の誘発の例です。歯周病も、歯肉部に感染微生物がいてPAMPsが存在すると同時に、慢性の炎症がDAMPsとして働くため、それが免疫系を刺激し関節リウマチなどの自己免疫疾患の発症要因となります。

一方、感染症でなくても、例えば、過剰な紫外線に当たって皮膚に炎症がおき、表皮細胞に細胞死がおきた場合には、DAMPsとして認識され免疫反応が惹起されます。日光が全身性エリテマトーデスの悪化要因となる理由です。あるいは、環境中の物質として、通常の自然界には存在しない、もしくは、分解されにくい異物を吸入した場合も、その吸入物質によって気道に炎症がおき、DAMPsが発生するため自己免疫の引き金となりえます。例えば、喫煙や粉塵、PM2.5などの吸引が、関節リウマチの自己抗体の産生原因となることが報告されています。大震災の後にANCA関連血管炎などの自己免疫疾患が増えたことが報告されていますが、その理由も、がれきの粉塵の吸入により気道に炎症がおき、DAMPsによって免疫反応が活性化されたからだと思われます。ワクチンにも、アジュバントという免疫を刺激する物質が含まれていますので、時に自己免疫疾患の発症を誘発することがあります。

このように、感染微生物由来であろうとなかろうと、生体に「危険」シグナルをおくるものは、すべて免疫系を活性化し、自己免疫疾患を発症するきっかけとなりうるのです。

「食べた」ものは安全、「食べられる」は危険

このDanger仮説の考え方は、獲得免疫系が「顎」の出現とともに現れた、という進化の由来から考えても理にかなっています。

生体が「食べた」ときには、様々な「非自己」の物質を腸管から吸収します。ところが、それら「非自己」の物質に対して免疫が働くことはありません。なぜなら、それらは「食べた」ものであって、安全に取り込まれるべきものだからです。この現象は「経口寛容」と呼ばれ、この仕組みを利用して、たとえば花粉症などのアレルギーに対して、アレルギーの原因物質を少量ずつ経口で投与することによって免疫が働かないようにする減感作療法が現在行われています。

ただし、食べたものに病原性細菌や異物が含まれ腸管に炎症を引き起こした場合には、それは「危険」なものと判断されて免疫反応が惹起されます。そうしますと、もともと腸管に炎症が存在するような場合は、通常の食べ物を吸収する際にも炎症シグナルを伴いなが

ら吸収されますので、その食べ物が「危険」なものと判断され免疫反応が惹起される可能性があります。実際、アレルギーや自己免疫疾患の患者さんの腸には細かな炎症が存在し、腸管から様々な細菌が生体内に侵入していることが報告されており、前述したようにリーキーガット（Leaky gut）と呼ばれています。このリーキーガットが自己免疫疾患やアレルギーの原因ではないか、ということが様々研究されています。

一方、「食べる」のと反対に「食べられる」ような文脈で抗原が提示された場合には、「危険」と判断され免疫反応が強く惹起される可能性があります。例えば、皮膚から投与されたものに対しては、口から投与されたものよりも免疫反応が起こりやすいことが知られています。

ダイバーやライフセイバーなど、海にかかわる仕事をしている人たちの間では、納豆アレルギーが多いことが知られています。そして、それはクラゲに刺されて起きるようになることが分かってきました（Allergol Int. 2018; 67: 341, J Dermatol. 2014; 41: 752）。納豆に含まれるネバネバの栄養成分にポリガンマグルタミン酸という物質がありますが、これと同じ物質がクラゲの触手にも含まれていたのです。そして、クラゲに刺されることで、納豆に対してもアレルギーを発症するようになったのです。ポリガンマグルタミン酸は、「食べる」分には全く問題のない栄養成分ですが、それが皮膚をとおしてクラゲの「毒」とともに「危険」な文脈で入ってきたために強い免疫反応を引き起こし、アレルギーを発症するようになったと考えられます。

食物アレルギーも同じ理屈で起きています。２０１０年頃、小麦の加水分解産物を含んだ石鹸を使った人たちが、重篤な小麦アレルギーを発症したことがありました。これも食べる分には全く問題のない小麦の成分が、石鹸として皮膚の傷から吸収されたがために、強いアレルギー反応を引き起こすようになったと考えられます。エビ・カニアレルギーは、節足動物の体を構成するトロポミオシンという蛋白質に対する過剰反応ですが、ハウスダストの吸入により、ゴキブリやダニ由来のトロポミオシンが、消化管ではなく気道から入ってくることで免疫を惹起し、アレルギーにつながる可能性が指摘されています。だから、エビ・カニアレルギーのある人は、ハウスダストにもアレルギーがある場合が多いのです。

このように考えますと、食物アレルギーの原因物質を「食べる」ことを厳格に避けるという現在の治療戦略は、ひょっとすると将来見直されることがあるかもしれません。皮膚の細かな傷を治し、リーキーガットを治療して、原因物質が「危険」なシグナルを伴って入ってこないようにすることが、アレルギーの治療につながるかもしれないのです。

本章では、脊椎動物の進化が私たちの免疫系に及ぼした影響をみてきました。それでは、脊椎動物はその後どのような進化をとげたのでしょうか？　そしてそのことが私たちの病気や免疫とどのようにつながっているでしょうか？　もう少し彼らの物語を追ってみたいと思います。

※1　末梢性寛容には、制御性T細胞の誘導以外に、免疫系による無視（イグノランス）、欠失（デリーション）、不応答性（アナジー）といった仕組みも関与している。

※2　脊索動物とは、体の背側に単一の神経管と、腹側に脊索をもつ動物群で、魚類・両生類・爬虫類・鳥類・哺乳類など背骨をもつ動物を含んだ脊椎動物と、それと近縁な動物群である頭索動物（ナメクジウオ）と尾索動物（ホヤ）が含まれる。

※3　細胞は、遺伝子情報をもとにそれを翻訳して蛋白質をつくりだすが、つくられた蛋白質に後から化学的修飾が加わることで、蛋白質の構造や活性がかわることを翻訳後修飾という。

第12章

哺乳類の勝利の代償

哺乳類の時代

月は、約45億年前に地球ができたころに、小惑星が地球に衝突して宇宙空間に散らばった欠片が次第に集まって固まってできた天体とされています。そのため月はその誕生から現在に至るまで年3・8㎝のスピードで地球から離れていっています。

四足動物が初めて陸に上がったとされる今から約4億年前のデボン紀には、地球と月の距離は今よりも10パーセントほど近く、月は約2倍の大きさで見えていました。この今よりも近い距離にある月によってもたらされる強力な潮汐作用により、地球には15日ごとに強烈な大潮が発生していました。そして、大潮により干潟に取り残された魚類が、もがきながら四足動物へと進化を遂げ、陸上に進出したのです（Proc. R. Soc. A 2014; 470: 20140263）。最初に陸上に上がった魚類である肉鰭《にくき》綱の化石が見つかった場所を調べると、4億年前の地球の海岸線で潮汐により座礁しやすかったポイントと、きわめて高い一致を示したのです。

私たちの祖先である哺乳類も、約2億2000万年前に誕生します。しかし、体のやわらかな哺乳類にとって、そこは決して快適な場所ではありませんでした。当時全盛を極めた大型の爬虫類（恐竜）や節足動物たちに捕食されないように、陰に隠れてひっそりと生きていたのです。

しかし、今から約6500万年前、ユカタン半島に直径150㎞のクレータをつくった巨大な隕石の衝突を契機として、様相は一変します。巨大隕石の衝突によっておきた大災害（熱放射や地震と巨大洪水）と大規模な気候変動（砂塵による寒冷化とその後の急速な温暖化）によって、恐竜をはじめとする地球上の生物の約4分の3が死滅しました。この激しい環境の変化によるボトルネックを生き残ることができたのは、最も小型の生き物だけだったのです。その中に、私たち霊長類の祖先となる体重600グラムに満たない小型哺乳類プルガトリウスも含まれていました。そして哺乳類は、恐竜がいなくなったそのニッチを埋めるように、陸、海、空といったあらゆる環境に適応して、放散していきました。「哺乳類の時代」がやってきたのです。

本章では、哺乳類が生き延びてきた環境がその免疫系に与えた影響を考察し、現代人を悩ませているアレルギーとの関係に迫ります。

春になると鼻水と目のかゆみがとまらないＩＴ会社社員

患者さんは、22歳の男性、ＩＴ会社に勤める会社員です。春になると鼻水と目のかゆみが止まらなくなります。それは、数年前から突然、毎年起きるようになりました。春になると飲み薬をのみ、目薬を差し、特製のゴーグルをつけて生活していますが、かゆいのと鼻水と咳とで、春になると何をするにも悩まされ、仕事にも大きな支障をきたしています。彼は、幼少期には、アトピー性皮膚炎と、気管支喘息によって悩まされてきました。そのため彼の母親は、原因となるダニなどが全くないように家をいつもきれいにしてくれていました。そのためもあってか、小学校に入ってからは、アトピー性皮膚炎や気管支喘息はおさまっていました。しかし、社会人になってＩＴ企業に就職してからは、このひどい症状に悩まされています。どうして自分ばかりが、こんな目に毎年あわなければならないのか、と腹立たしく思っています。

病名はアレルギー

この患者さんに起きている症状は、いわずと知れた花粉症、花粉に対するアレルギーです。そして、この患者さんがもっているアトピー性皮膚炎、気管支喘息、花粉症などの疾患に加え、蕁麻疹やアナフィラキシー[※1]などの疾患を総称して、「アレルギー性疾患」と呼びます。

アレルギー性疾患は、自己免疫疾患とは異なります。自己免疫疾患は、「自己」に対して免疫が攻撃をする疾患であるのに対して、アレルギーでは、何らかの環境物質に対して免疫が過剰反応します。すなわち、攻撃対象が自己か環境物質か、という点において異なります。

しかし、どちらも免疫が過剰反応しておきる病気、という意味では共通しています。そこで本章では、アレルギーについてもとりあげたいと思います。

アレルギー反応とは

アレルギー反応は、血液中のＩｇＥという抗体と肥満細胞（細胞内に分泌顆粒をたくさんたくわえた細胞）

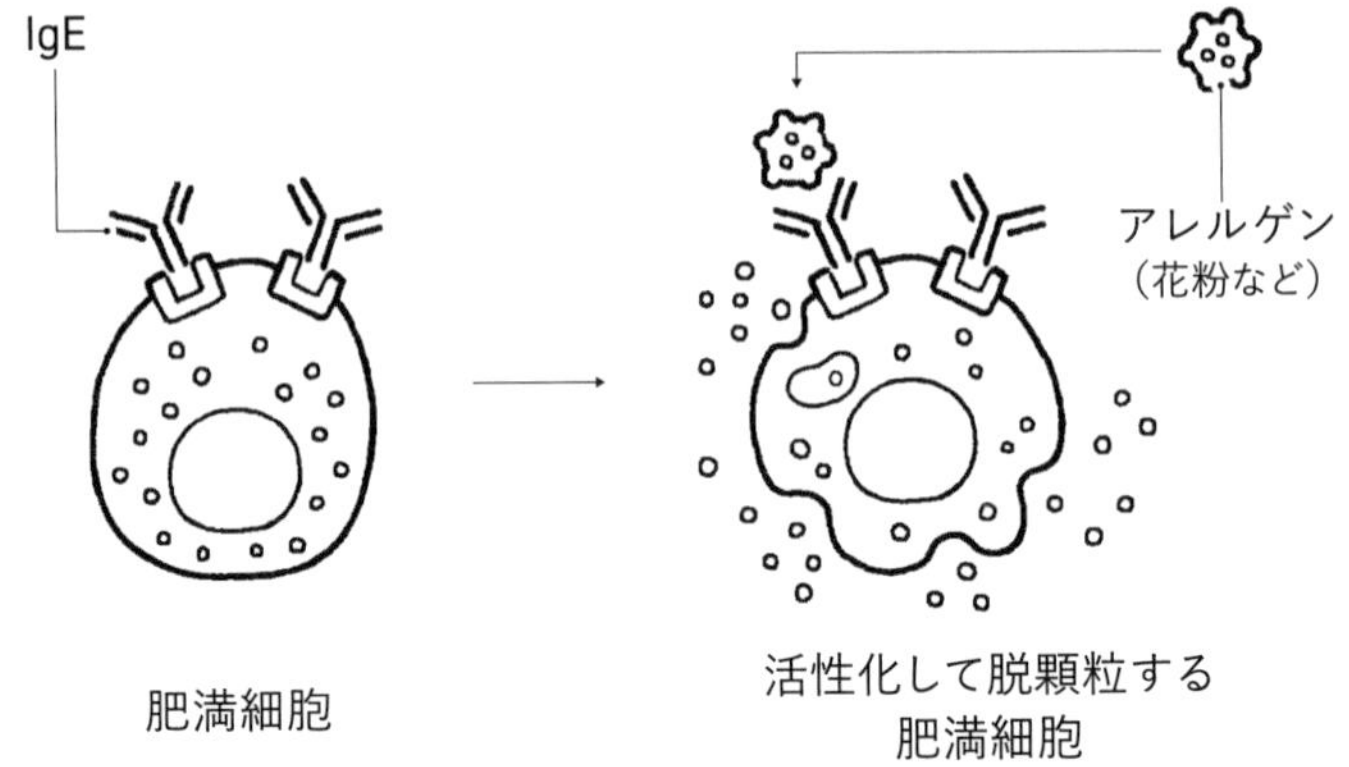

図28　IgEと肥満細胞の脱顆粒

という細胞とが主に関与して起こります。

これまでお話ししてきた自己免疫疾患は、IgGという型の自己抗体が関与して起きる疾患ですが、アレルギーではIgEという別の型の抗体が関与します。どちらも獲得免疫ですから「記憶」をもちます。すなわち、アレルギーは、ある特定の物質に対してのみ起きるのです。そして、例えばスギ花粉などある特定の物質に対していったんアレルギー免疫が形成されると、その後はずっとこの反応が起きるようになります。IgG型の抗体は体内に大量に存在し、血中抗体の約80％を占めるのに対し、IgE型の抗体はその0・001％未満とごく微量にしか存在しません。しかし、このごく微量のIgEが、ごく微量の環境物質に対してきわめて高感度に反応し、不快な症状を引き起こすのです。

肥満細胞は、その中に、血管を拡張させるヒスタミンなどの物質を大量に顆粒として蓄えています。そして、抗原を認識したＩｇＥ抗体がこの肥満細胞に結合すると、肥満細胞はこれまで蓄えてきたヒスタミンなどの漿液性（さらさらとした）の物質を一気に放出します。これを肥満細胞の脱顆粒といいます。このために、アレルギーに特徴的な、くしゃみがでる、鼻水がでる、かゆくなる、などの症状がでるのです。

アレルギー反応の特徴

アレルギー反応の特徴は、その驚くべき反応の速さです。通常、アレルギーは、原因物質に感作された後数分以内、長くても30分以内におきます。例えば、ワクチンをうったときにアナフィラキシーショックに気をつけるようにいわれますが、これに注意を要するのは、注射をしてから長く見積もっても30分以内です。これが「即時型アレルギー」と呼ばれる理由です。逆にいうと、注射をしてから何日もたってから症状がでてきた場合は、それらは一般的に呼ばれる「アレルギー」とは別の免疫反応であると考えられます。[※2]

アレルギーと寄生虫感染症の奇妙な類似

アレルギーにも、それと類似性を示す病が存在します。それは寄生虫感染です。アレルギーも寄生虫感染も、どちらもIgEが上昇します。また、血液中に好酸球（アレルギー反応の時に増える白血球）という細胞が増加します。逆に、医師が、血液検査をしてIgEや好酸球がふえているのをみたときに必ず疑わなければならないのが、アレルギーと寄生虫感染です。

野生のオオカミの血液中には、飼育されている犬やヒトと比べて、はるかに高濃度のIgEが検出されます。これら野生生物のIgEは、アレルギーによってではなく、寄生虫感染によって誘導されたものと考えられます。

寄生虫に感染したときには、アレルギーと似たような症状がでます。かゆみや下痢、くしゃみ、などの症状は、寄生虫に感染したときに、寄生虫を振り払おうとして生体が起こす反応と考えることができるかもしれません。つまり、アレルギー免疫とは、生体が寄生虫に対応するために発達させてきた免疫システムと考えることができるのです。

寄生虫がたくさん存在する世界で生きていた間は、免疫反応によって寄生虫を振り落とすことができれば、栄養状態がよくなり、成長もしやすかったと考えられます。そのことで配偶者に選ばれる確率も高くなり、子孫や遺伝子を残す確率が高くなったでしょう。

しかし寄生虫がほとんど存在しなくなった現代に、この「寄生虫を振り落としやすい」遺伝子が誤った対象を相手に発動してしまうと、アトピー性皮膚炎や気管支喘息など大変困った症状を引き起こします。残念なことに、現代の環境中には様々な化学物質があり、免疫系の間違いのもととなる紛らわしいものがいっぱいあるのです。

第9章で述べてきた自己免疫疾患と寄生虫との関係と同じく、アレルギーもまた、私たちが寄生虫という「古くからの友(Old friends)」を失ったことによって起きた病なのかもしれません。

アレルギーの進化論的な起源

しかし、進化の観点からアレルギーと寄生虫の関係を考えたときには、一つわからないことがあります。もし相手が寄生虫ならば、もう少しゆっくりした免疫システムで対応すればよかったのではないでしょうか？

アレルギー免疫は、原因物質に接触してから数分以内という極めて短い時間で反応します。そして一部の人たちは、アナフィラキシーショックとなって血圧が低下し、重篤な状態になってしまうのです。寄生虫のようなゆっくりと増殖する生き物のために、なぜこのような危険を伴う迅速な免疫応答を用意しなければならなかったのでしょうか？　寄生虫だけを相手と考えた場合には、この不合理な現象の意味が説明できません。

この点を説明するために、別の考え方が存在します。アレルギー反応は「毒」に対応するために発達してきた免疫系である、とする考え方です（Front Immunol 2017; 8: 1749）。

「毒」に対応するために進化してきた

脊椎動物は約4億年前に、抗体をつくって生体を守る獲得免疫系という防御システムを獲得しました。その中で、IgE型の抗体をつくるシステムは、脊椎動物の中の哺乳類だけが、約2億年前に獲得した比較的新しい免疫システムといわれています。

体のやわらかな哺乳類の先祖は、爬虫類に噛まれたり、虫に刺されたりして、「毒」をもつ生き物の危険に絶えずさらされてきました。私たちが、蛇やトカゲなどの爬虫類やクモ、サソリなどの節足動物をみて、本能的な恐怖を感じるのはそのためであろうと思われます。

彼らは、哺乳類を一瞬で仕留めるために「毒」を発達させてきました。一方、哺乳類は彼らの「毒」にあたったとしてもそれを解毒して逃げ切る必要があったのです。

そのためには、通常の抗体で中和する方法には限界がありました。一度罹って免疫記憶

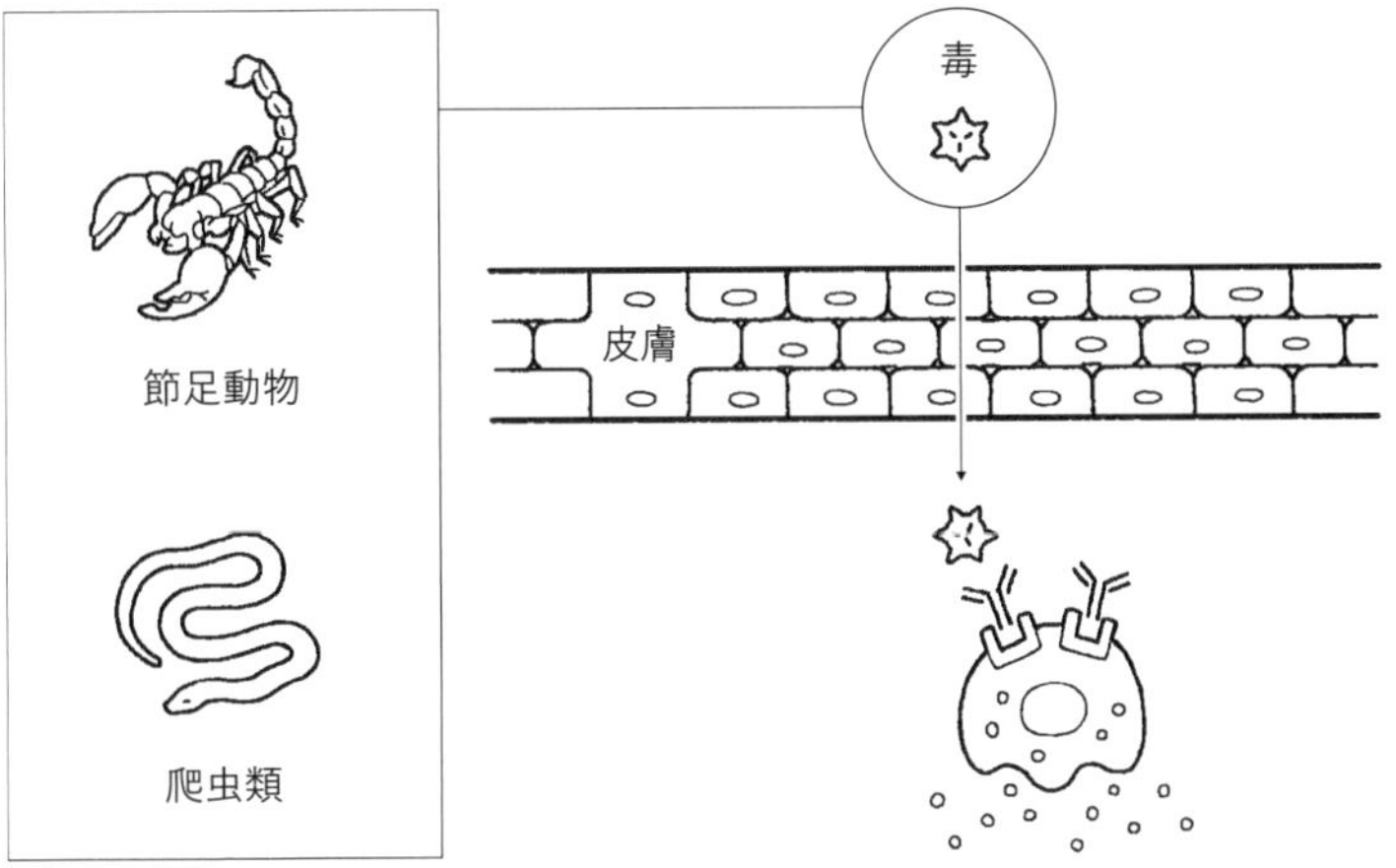

図29　「毒」仮説

が成立していたとしても作るのに数日はかかるＩｇＧ型抗体で対応していたのでは、「毒」によって死んでしまう、もしくは弱ったところを仕留められてしまうからです。

そこで、「毒」に対して特異的に、しかも、迅速に反応することのできるＩｇＥ型抗体という免疫システムを哺乳類は発明しました。

実は、皮膚に多数存在する肥満細胞の中には、ヒスタミンだけでなくトリプターゼ、キマーゼ、カルボキシペプチダーゼなどの蛋白分解酵素がたくさん含まれています。これらは、ポリペプチド鎖でできた蛇やサソリの毒を分解することができます。そして、ＩｇＥ抗体が結合した瞬間に、それら複数の蛋白分解酵素をセットにして一気に放出することで、毒を局所で一気に分解することができるのです。ＩｇＧ免疫系では標的となった一つの分子しか中和できませんが、このやり方であればごくわずかの毒を検知した際に他の毒成分も手当たり次第に分解できるのです。この一対多の対応ができることが、迅速な反応を必要とする場合におけるＩｇＥ免疫系の強みと言えます。同時に放出されるヒスタミンも、嘔吐や下痢、咳、くしゃみ、などの症状によって、毒を体外へ排出するのをサポートします。そして、ヒスタミンによって血圧が低下することも、「毒」が全身に回らないようにするために役立つと考えられます。

実際に、肥満細胞やＩｇＥをつくれなくしたマウスでは、蛇の毒やハチの毒に対する抵抗性が失われ、これらの毒を接種したときに高率に死亡してしまうことがわかっています（Immunity 2013; 39: 963, Science 2006; 313: 526）。

さらに、アレルギー免疫系は、黄色ブドウ球菌の毒素の解毒にも役立っています。黄色ブドウ球菌は、健常人でも20～50％の人の皮膚に、アトピー性皮膚炎の人では約90％の皮膚に定着しており、アトピー性皮膚炎の悪化要因となっています。この黄色ブドウ球菌を皮膚に感染させる動物実験で、ＩｇＥや肥満細胞を除去すると、ブドウ球菌の毒を解毒できず、ブドウ球菌による全身性の菌血症につながってしまうことが報告されています（Immunity 2020; 53; 793）。

このように、アレルギー免疫系は、私たち哺乳類が「毒」という急を要する「危険」シグナルに対応するために編み出してきた、免疫のシステムであると考えることができるのです。

過ぎたるはなお及ばざるが如し

それでも、アレルギー免疫系が「毒」に対応するために発達してきたと聞いて、疑問をぬぐい切れない人もいるでしょう。例えば、ハチなどの「毒」に対してアレルギー免疫系が発動した場合、ひどいときにはアナフィラキシーショックになります。毒を解毒するどころか、過ぎたるはなお及ばざるが如く、アレルギー免疫系の発動によって命を落としてしまう可能性もあるのです。これでは、アレルギー反応は「毒」に対して生き延びるために発達してきた、とする考え方とは相いれません。どうしてそのような不合理な免疫システムが、哺乳類によって自然選択されたのでしょうか？

そのことを考える場合には、アナフィラキシーショックのような重度のアレルギーを起こす人は、ごく一部である、ということを考える必要があります。本書で述べてきた自然選択の考え方からすると、哺乳類全体が「毒」に対してある程度の抵抗性を獲得するためには、一部に過剰なアレルギー反応を示す個体が発生することを許容しなければならなかったのかもしれません。

ＩｇＥは、原始的な抗体のサブクラスであるＩｇＹ遺伝子にたまたま遺伝子重複が生じたことで生まれたと考えられます。このことにより肥満細胞に特異的に結合する抗体のサブクラスが生まれたのです。この偶然の遺伝子重複の結果生じたＩｇＥを、現在ではすべての哺乳類がもっているということは、ＩｇＥをもつことが哺乳類が生き延びるためにそれほど切実であったということに他なりません。つまり、一部の個体には命にかかわる過剰なアレルギー反応を生ずるリスクを負ったとしても、哺乳類全体としてはＩｇＥを含むアレルギー免疫系をもつことで「毒」に対する抵抗性を獲得でき、「毒」のある世界を生き延びていくために有利であった可能性があるのです。

マングースを応援したくなるわけとは？

私たちはなぜ、蛇とマングースが戦っているのをみると、マングースを応援したくなるのでしょうか？　著述家Ｒ・Ｏ・ピアースは、そのマングース愛をこのように語っています。「恐らくヘビの最大の天敵は……マングースであろう。このおちびちゃんほど、その小さな体の中にいちずで真の勇気を一杯に詰め込んだ野生動物はほかにいないに違いない」。

マングースがコブラなどの蛇に負けない理由は、まだ完全には解明されていません。マングースもコブラの毒には弱いのだけれども、マングースは動作が敏捷で厚い毛皮をもっているから噛まれずにコブラに勝てるのだ、とする説明もよくみかけます。別の説明として、蛇毒は神経毒でアセチルコリンの受容体に結合し筋肉を弛緩させますが、マングースのアセチルコリン受容体には変異があり蛇毒の結合を妨げることが報告されています。もう一つの説明となりうるのが、マングースがコブラの毒に対しIgE免疫系を発動させ、毒を局所で分解している可能性です。

今のところ、野生のマングースがコブラの毒に対するIgE抗体をもっているかどうか、ということはわかっていません。しかし、もし解明されたならば、私たちは哺乳類が爬虫類に対して獲得したアレルギー免疫系の偉大なる勝利を目撃することになるでしょう。

※1　アナフィラキシーとは、外来抗原に対するアレルギーにより、皮膚（蕁麻疹など）だけでなく、呼吸器（気管支喘息発作など）、循環器（血圧低下など）など複数の臓器に症状が現れ、生命に危機を与えうる状態。その重篤な場合をアナフィラキシーショックという。

※2　ＩｇＥや肥満細胞が関与し、感作後数分以内におきる「即時型アレルギー」が、いわゆる一般的な「アレルギー」と呼ばれている。それとは別に、感作されて数日たってから反応がおきた場合は「遅延型アレルギー」と呼ばれており、通常の「アレルギー」とは別で、Ｔ細胞免疫など異なるメカニズムで発症すると考えられている。

第13章

旧人類との邂逅と新型コロナ

ホモ・サピエンスの出アフリカ

巨大隕石の衝突を契機とした大量絶滅期を生き延びた小型哺乳類たちは、数千万年の時間をかけて姿を変えながら、陸や海、そして空へと適応放散していきました。そして「人類進化のゆりかご」と呼ばれるアフリカの深い森の中では、250万年ほど前から霊長類の進化がはじまります。ホモ・エレクトゥスやハイデルベルク人、ネアンデルタール人など様々なホミニン（霊長目ヒト亜科）の登場を経て、約20－15万前には、私たちホモ・サピエンスが登場します。ホモ・サピエンスは、手を伸ばせば木の実や果物が豊富にある深い森の中で知性を発達させ、そして、今から10－5万年ほど前に、アフリカを離れ世界中に拡がっていったとされます。

しかし、ホモ・サピエンスは、なぜ、安息の地であるアフリカを離れ、世界中に拡がっていったのでしょうか？

私たち現生人類の中にもある、「まだ見ぬもの」を見たいというやむにやまれぬ欲求が、古代の人類をアラスカの氷床を越えた旅へと駆り立て、そしてそれが現代の人類の宇宙や深海へのあくなき探検にもつながっているのかもしれません。

しかし一方、ホモ・サピエンスがアフリカを旅立ったのは、気候変動により森の資源が縮小していった結果、生存競争に敗れたものが追い立てられるようにアフリカの森を出ていったとする考え方もあるのです。

古来、地球は地軸の変動に起因する大きな気候変動を周期的に繰り返してきました。今から20−12万年ほど前には大氷河期があり、この時期にホモ・サピエンスはわずか数百人に満たない集団へと激減し、絶滅の危機を迎えます（篠田謙一編『化石とゲノムで探る人類の起源』別冊日経サイエンス）。その後、12−8万年前には気候が温暖・湿潤となり、サハラには草原が広がるようになり、ホモ・サピエンスが世界へ勇躍進出していく環境が整ったとされます。ところが、現生人類につながるホモ・サピエンスの主要な集団がユーラシア大陸に向かってアフリカを発ったのは、この時期ではありませんでした。我々の祖先は、その後7万5千−5万5千年前の間の、再び地球が寒冷・乾燥化し環境が厳しくなった時期に、アフリカの森を発っていたのです（Nature 2016; 538: 92）。

その旅は、決して容易なものではなかったはずです。ホモ・サピエンスは、多くの同胞の命を失いながら、寒期でも貝類などが手に入る海沿いの洞窟を住居としながら移動しつつ命をつなぎ、アラビア半島を経てユーラシア大陸へとたどり着きました。

ところがそこには、ホモ・サピエンスに先立つこと数十万年前にアフリカを発ち、この寒冷な土地で幾度もの氷河期を乗り越えてきた旧人類が、すでに暮らしていたのです。

本章では、このホモ・サピエンスと旧人類との邂逅が、私たちの免疫系や病気にどのような影響を及ぼしたのかをみてみたいと思います。

乾いた咳とともに呼吸困難を生じた救命救急医

患者は45歳、病院の救命救急センターで働く医師です。香港で開催された国際学会に参加し、飛行機で帰国してから、乾いた咳が続くようになりました。当初は普通の風邪だと考えていましたが、数日の経過で呼吸困難が悪化し、加えて手指の伸側（手の甲側）に紅斑が出現し、指先に潰瘍も出現したため、病院で精査を受けることになりました。救急外来で検査をすると、血中の酸素飽和度が85％しかなく（90％未満で呼吸不全）、緊急で胸部CTを撮影されました。CTでは、肺野のかなり広い範囲にスリガラスのような陰影が認められ、急性の間質性肺炎と診断されました。そして、同僚のICUスタッフが人工心肺などありとあらゆる治療を行いますが、闘病のかいもなく3週間後には死亡してしまったのです。

自己免疫によっておきる肺炎

もしこの患者さんが2020年に現れたならば、まず、新型コロナ感染症が疑われたことでしょう。しかし、この患者さんが来院したのは2003年のことなのです。

実は、日本を中心とした東アジア地域では、手指の伸側の紅斑や指先の潰瘍、上眼瞼の紫色の紅斑などの皮膚症状とともに、急速に進行する間質性肺炎を呈する症例がある、ということはよく知られていました。手指伸側の紅斑はゴットロン徴候、上眼瞼の皮疹はヘリオトロープ疹と呼ばれ、皮膚筋炎に特徴的な症状です。通常、皮膚筋炎では、皮膚だけでなく筋肉にも炎症が起こり、血液検査では筋肉が壊されていることを示すCPKという値が上昇するのですが、この患者さんのように、筋炎の所見を伴わず、皮膚症状とともに重度の間質性肺炎を発症する患者さんがいることが経験的によく知られており、無筋症性（筋炎を伴わない）皮膚筋炎・間質性肺炎と呼ばれていました。かくいう私も、研修医として膠原病の臨床に携わり始めたころに、「筋炎症状に乏しい皮膚筋炎の患者さんが来たら、重度の間質性肺炎を合併する可能性があるから要注意だ」と教えられてきました。この病気の原因は長らく分からなかったのですが、2009年に慶応大学や京都大学の研究者によって、これらの患者がMDA5という分子に対する自己抗体（抗MDA5抗体）をもっていることが明らかにされました。すなわち、これは「自己免疫」によっておきる肺炎だったのです。

「危険」なシグナル

MDA5という分子は、ウイルス由来の二本鎖RNAを認識する自然免疫のセンサーの一つです。MDA5は、ピコルナウイルスやコロナウイルスなどいくつかのウイルス感染を感知して活性化します。活性化したMDA5は、1型インターフェロンなどの抗ウイルスに働く炎症性サイトカインを大量に産生させ、生体防御を誘導します。

この抗MDA5抗体陽性の皮膚筋炎・間質性肺炎は、数週間の経過で急速に進行し、約半数が死亡するという極めて重症の間質性肺炎を呈しますが、その急性期を過ぎて乗り切った場合には、死亡する例はほとんどいなくなります（Rheumatology 2010; 49: 433）。そして、この病気でみられる自己抗体が標的としていたMDA5分子がウイルス感染を感知するウイルスセンサーであったことから、この病気は何らかのウイルス感染によって誘発された自己免疫疾患であることが疑われてきました。すなわち、ウイルス感染をきっかけとしてサイトカインストーム[※1]と呼ばれる免疫系の暴走がおき、自己の組織である肺が攻撃され、間質性肺炎がおきるのです。

そして、この病気と酷似しているとして、今、注目を浴びている感染症があります。新型コロナ感染症です。

新型コロナ肺炎との奇妙な類似

胸部CT写真をみますと、新型コロナ肺炎と抗MDA5抗体陽性皮膚筋炎間質性肺炎の画像は極めて似通っています。そして、この2つの疾患は、肺炎の画像的な特徴が酷似しているだけでなく、数週間で急速に呼吸不全にいたる経過も非常に似通っており、学会や医学雑誌で注目を浴びています（Clin Exp Rheumatol 2021; 39: 631）。

この2つの疾患の臨床像は、画像だけでなく、サイトカインストームといわれる炎症病態をきたすことや、しばしば皮疹や関節痛や筋痛を伴うこと、フェリチンという炎症マーカーが上昇すること、血管に炎症をきたし血栓症を起こしやすいことなど、たくさんの点で酷似しているのです。

更に、この2つの疾患の病態が共通していることの証拠に、皮膚筋炎間質性肺炎に効く薬が新型コロナ肺炎にも有効である、ということが挙げられます。

皮膚筋炎でも新型コロナ感染症でも、ステロイド（過剰な免疫応答や炎症を抑える薬剤）やJAK阻害薬（1型インターフェロンなどのシグナルを抑える薬剤）などの、免疫の働きを抑える薬剤が奏功します。

ただしこの2つの病気の原因は異なります。皮膚筋炎間質性肺炎は自己免疫による肺炎ですから、この肺炎にかかった人に接触したからといってそれが伝染することはありません。一方、新型コロナ肺炎は感染症ですので、咳をしている人に近づけば感染することになります。

通常の感染による肺炎では、免疫の働きを抑えると肺炎が悪化します。そのため、新型コロナ肺炎が現れた当初は、よもや免疫を抑える治療を行う、ということにはなかなか思い及びませんでした。それゆえ、初期にはこの肺炎の重症化を止める手段がほとんどなかったのです。しかし、これらの免疫抑制治療が行われるようになってから、新型コロナ肺炎の治療成績は大幅に向上しました。

つまりこれらの肺炎は、どちらも「免疫系の暴走」が悪さをする肺炎だったのです。

新型コロナの重症化にかかわるネアンデルタール人由来遺伝子

新型コロナウイルスによるパンデミックが始まった当初、「新型コロナ肺炎の重症化にネアンデルタール人由来の遺伝子が関係していた」という報道がなされたことを覚えている人がいるかもしれません。

新型コロナ肺炎の重症化率は、地域によって著しい差があり、日本人を含む東アジア人やアフリカ人は、ヨーロッパ人に比べて重症化しにくいことが知られています。そして、その理由として第3染色体[※2]上にある一連の遺伝子群が関係していることが分かってきました。

このように関係する遺伝子群が同一の染色体上に存在する場合は、それらすべての突然変異がランダムにおきたと考えるよりも、そういう遺伝子をもつ「誰か」と「ある時点」で交配したためにもたらされたのではないか、ということが疑われます。

そして、その「誰か」がネアンデルタール人であったことが分かったというのです（Nature 2020; 587: 610）。

それでは、ネアンデルタール人に由来する遺伝子とは、どのような性質をもっていたのでしょうか？　そして、それがなぜ新型コロナ肺炎の重症化とかかわっているのでしょうか？

なぜ私たちはかくも異なるのか

私たち現生人類の容貌は、人種によって大きく異なっています。ヨーロッパ人は白色で、アフリカ人は黒色、アジア人は黄色の肌の色をしており、それればかりでなく顔つきや体格、筋力なども大きく異なっています。それを説明する理屈として「環境」の影響がいわれてきました。例えば、ヨーロッパ人は日照時間の短い北方の環境に適応したため白色の肌となったなどとするものです。しかし例えば、アジア人が何世代か北方で暮らしたとしても、決してヨーロッパ人のように色白にはなりません。すべてを環境の影響だと考えるにしては、私たちはあまりにも違いすぎる。そこには「遺伝子」がかかわっているのではないか、ということが当然ながら想定されましたが、これは人種差別にもつながりかねないデリケートな問題であったため、深く研究がおこなわれることはありませんでした。

2010年、スバンテ・ペーボ博士（2022年ノーベル生理学・医学賞受賞）は、クロアチアのヴィンディヤ洞窟から出土した3体のネアンデルタール人の遺骨からDNAを抽出し、現生人類と比較しました（Science 2010; 328: 710）。その結果、驚くべきことが分かったのです。現生人類のうち、サハラ砂漠以南のアフリカ人には、ネアンデルタール人由来の遺伝子はありませんでした。彼らは真正のホモ・サピエンスということができます。一方、アフリカ人以外の現生人類には、ネアンデルタール人に由来する遺伝子配列が、異なる割合で混じっていました。[※3] ヨーロッパ人では1～4％、アジア人では1～2％の遺伝子配列が、ネアンデルタール人の遺骨から取り出された特有の遺伝子配列と一致したのです。

つづいて、ロシアのデニソワ洞窟から出土したデニソワ人の骨片のDNAを解析したところ、さらに驚くべきことが分かりました。東アジア人では遺伝子の約0・2％、そして、オーストラリアの先住民族アボリジニーでは遺伝子の約5％が、デニソワ人に固有の遺伝子配列と一致したのです。

この報告に従えば、私たち現生人類は、純血種ではなく、ホモ・サピエンスがネアンデルタール人やデニソワ人と過去に交雑してできた混血種だったということになります。純血のホモ・サピエンスはアフリカ人だけであり、ヨーロッパ人やアジア人の体の中には滅びていった旧人類の血が流れていたのです。

このことは、ホモ・サピエンスがアフリカで生まれ、そこから世界中に拡がっていった

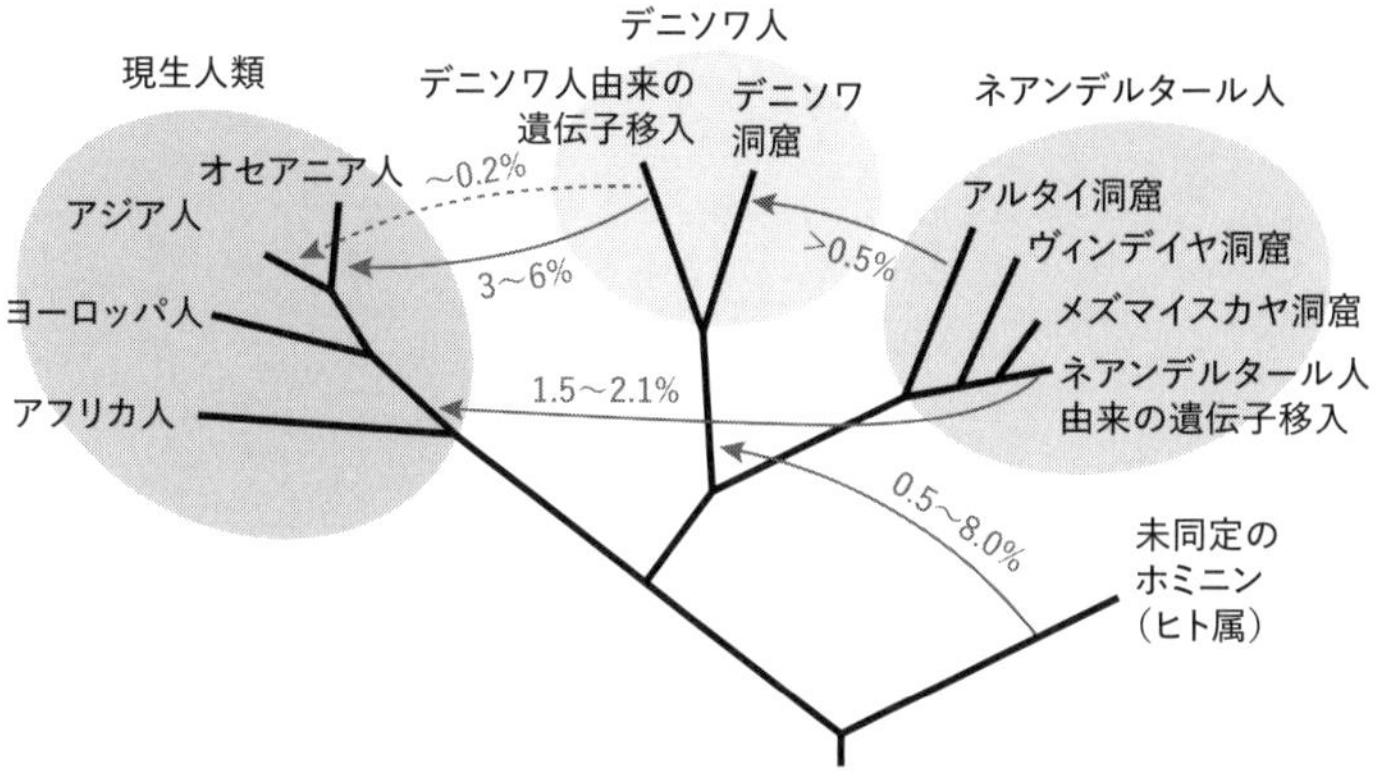

図30　ネアンデルタール人と現代人の遺伝子交雑

Nature 2014; 505: 43より改変

とする現在の知見とも合致します。アフリカの地に残ったホモ・サピエンスは、ネアンデルタール人と出会うことはなく、混血することもありませんでした。そして、アラビア半島をこえてユーラシア大陸に進出したホモ・サピエンスが、ネアンデルタール人と出会い混血して生まれたのがヨーロッパ人、そして、ネアンデルタールと混血したホモ・サピエンスが、アジアに向かう途中にさらにデニソワ人とも混血して生まれたのがアジア人であるということです。

この発見は、「なぜ我々はこれほどまでに異なるのか」という、人種の違いに関するパンドラの箱を開けてしまったことになるのかもしれません。しかし、遺骨から抽出した遺伝子は、その事実を如実に語っているのです。

ネアンデルタール人とは？

それでは、ネアンデルタール人とはいったいどのような人たちだったのでしょうか？

ネアンデルタール人は「最も屈強なホミニン（霊長目ヒト亜科）」と呼ばれており、私たちよりも背は低いけれども体重は15%ほど重く、骨太で全身に強くて厚い筋肉がついていました。肌の色は白く、この特徴は、幾度もの氷河期を含む40万年もの間、寒冷で日照時間の少ない高緯度地域に住むことに適応してきた結果と考えられます。脳の容積は、ホモ・サピエンスよりも大きく、現代人の成人男性の平均が１４５０ccのところ１５５０ccもの脳の容積を持っていました。頭蓋骨は前後に長く、後頭部には「ネアンデルタールの髷《まげ》」と呼ばれる小さな骨のふくらみがありました。太い頬骨と突き出た鼻、大きな顎、短い喉頭部を持っていました。また、言語と発話にかかわる遺伝子について、ホモ・サピエンスと同じ変異をもっていることから、※4 少なくとも何らかの会話をしコミュニケーションを行う能力があったと考えられます。

彼らは、松脂《まつやに》と蜜蝋を混ぜた接着剤を使って柄のある槍をつくり、マンモスなどの大型動物を捕獲して食べていました。彼らの石器や骨器には、皮をなめしたときに生じる独特の摩耗の跡が認められることから、彼らが高度な皮革加工技術をもち、衣服を作っていたことが分かっています。鳥の羽や爪、貝殻などを装飾に用いることもありました。岩窟住居には炉があり、火を扱うこともできました。病気をかかえたまま長生きした遺体や、丁寧に埋葬された遺体がみつかることから、彼らが病者を支え、死者を悼んだことが分かります。彼らの遺跡の岩棚の苦灰岩に深く刻まれた線刻は、意図をもって刻まれた模様であり、彼らがホモ・サピエンスと同じように抽象的な思考を営むことができた証拠と目されています（レベッカ・ウラッグ・サイクス『ネアンデルタール』筑摩書房）。

ネアンデルタール人絶滅の謎

このようにホモ・サピエンスと同じように道具を用い、精神性をも兼ね備えたネアンデルタール人は、ホモ・サピエンスが進出してきた4万年前ごろを境に地球上から姿を消してしまいました。彼らが出会った当初は、おそらく40万年もの間、寒期のヨーロッパに適応してきたネアンデルタール人のほうが、高い文化をもっていたと思われます。その証拠に、ホモ・サピエンスがアフリカをでて、アラビア半島で初めてネアンデルタール人と出会ったときは、最初はホモ・サピエンスのほうが追い返されたことが遺跡から分かっています。しかし、その後はヨーロッパの地でネアンデルタール人の遺跡が減少していった場所に、その穴を埋めるように並行してホモ・サピエンスの遺跡が拡がっていることから、彼らの絶滅に私たちの進出が関係していることは間違いなさそうです。

その間、両者の間に大規模な戦争が行われた形跡はなく、両者がともに生活していた遺跡もあることから、ホモ・サピエンスが意図的にネアンデルタール人を攻撃したということはなさそうです。また、ホモ・サピエンスとの接触によりネアンデルタール人に致命的な感染症が拡がったという証拠もみつかっていません。では、これほど高度な文化をもち40万年もの間ヨーロッパの地に適応していたネアンデルタール人は、なぜ滅びてしまったのでしょうか？

考えられるのは、現生人類との食糧をめぐる生存競争に負けて徐々に姿を消していったという可能性です。生存のための資源を同じくする2つの種が同一の場所に存在した場合には、少しでも適応力が劣るものが「自然選択」により淘汰されてしまうことはよく知られています。

ホモ・サピエンスが世界に進出していった頃は最終氷期にあたり、気候変動により食糧資源が少なくなっていった時期でした。

しかし、寒冷に対する耐性はネアンデルタール人のほうがすぐれていたはずです。彼らの筋骨隆々の体は、寒冷な氷期を生き延びるのに適しており、衣服や火を扱うこともでき

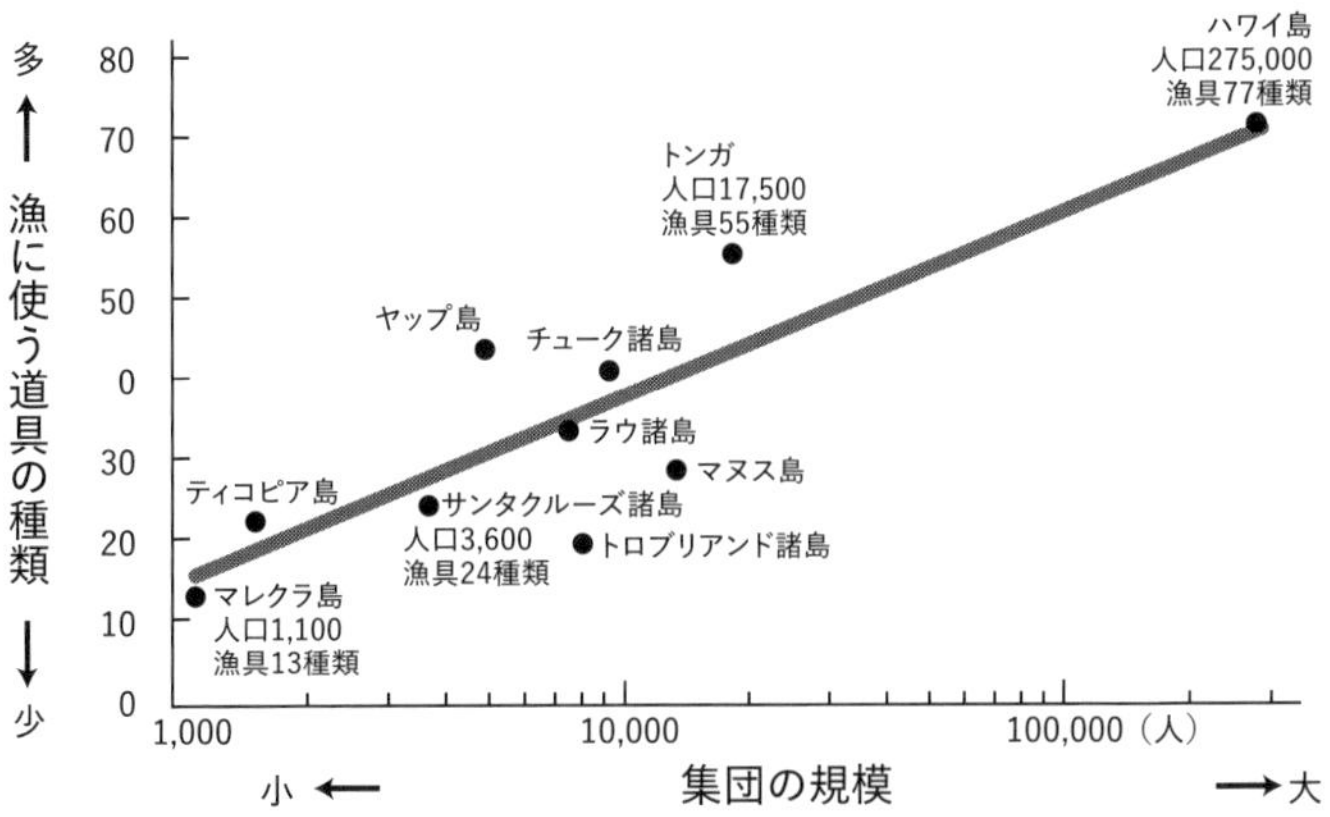

図31　集団規模と漁猟道具の種類数

集団を構成する人数が大きいほど、漁猟の
道具の種類が増えており、技術革新が起きたことが分かる

Proc Biol Sci 2010; 277: 2559より改変

ました。一方、彼らの筋肉質の体や大きな脳は、維持するために多量のカロリーを必要としたため、食糧不足に対しては不利に働いた可能性があります。彼らしか存在しなかった過去の氷期では、それでも何とか食糧を調達することができましたが、より上手に狩りをするホモ・サピエンスが現れたことが致命傷になったというわけです。

また、ネアンデルタール人よりもホモ・サピエンスのほうが多産でした。ネアンデルタール人は、ホモ・サピエンスと出会う前から近親婚がすすみ遺伝的多様性が低下していました。このことは、単に人口の多さだけでなく、技術の進歩という点で決定的な違いをもたらしました。

人類進化生物学者ジョセフ・ヘンリック博士が唱えた「集団脳」仮説[※5]によれば、集団を構成する人数が大きくなると、そのうちの一人がたまたま見つけた発見が集団全体に共有されることによって技術革新（イノベーション）が起きるようになる、一方、集団密度が低ければやがて技術の伝承すら困難になっていくのです。

大きな集団で暮らすようになっていったホモ・サピエンスは、やがて投槍器を発明したり、犬を使った狩りを始めたりするなど、それまで考えられなかったような狩りのやり方を生み出し、一気にネアンデルタール人に対して有利に立った可能性があります。滅びゆくネアンデルタール人は、その姿をさみしく見つめていたのかもしれません。

ネアンデルタール人由来遺伝子の特徴

それでは、ネアンデルタール人由来の遺伝子は、どのような特徴をもっていたのでしょうか？

ネアンデルタール人は、およそ40万年前にアフリカをでたあとその後の長きにわたった厳しい氷期の間、寒冷なヨーロッパから西アジア、シベリアにかけて暮らしていました。そのために、細菌感染に対する強い耐性を備えていました。

例えば、ネアンデルタール人由来遺伝子では、細菌に由来する分子構造を認識する自然免疫の受容体であるToll様受容体（TLR）のうち、TLR1、TLR6、TLR10遺伝子の発現が亢進しています。

遺骨からとられたネアンデルタール人に由来する遺伝子と、純粋なホモ・サピエンスと考えられるアフリカ人の遺伝子を用いて、細胞にTLR蛋白を作らせる実験が行われました。すると、ネアンデルタール人由来の遺伝子のほうがより多くのTLR蛋白をつくることができました。すなわち、ネアンデルタール人のほうが、細菌感染をより高感度に認識し、強い抵抗力を示すことができたと考えられます。

そして、このようなネアンデルタール人由来のTLR遺伝子の特徴は、その後の生存に有利であったため、交雑した現生人類に取り込まれ、自然選択され残されてきたのでしょう。

一方、このような「免疫を活性化しやすい」遺伝子は、免疫の暴走が悪さをする疾患においては悪く働くことがあり、現生人類のアレルギーや気管支喘息に罹りやすい58種の遺伝子のうち12種類が、ネアンデルタール人に由来する遺伝子であることが知られています。

そして、新型コロナにかかわる遺伝子についても、このようなネアンデルタール人由来の「活性化しやすい」免疫の働きが悪さをした可能性があるのです。

ネアンデルタール人との交雑がおきた場所

新型コロナの重症化にかかわる第3染色体上のクラスター遺伝子が、どこで現生人類に取り込まれたのかを調べるために調査が行われました。

ペーポ博士らは、約5万年前のものと推定される南ヨーロッパのクロアチアと、12万年前と6万年前のものと推定されるシベリアのアルタイとチャガスカヤの、3体のネアンデルタール人の遺骨から取り出したDNAと現生人類の遺伝子とを比較しました。すると、クロアチアのネアンデルタール人は、新型コロナウイルス感染の重症化にかかわる13個のリスク遺伝子のうち11個をホモの形で持っていました。一方、アルタイとチャガスカヤからみつかったネアンデルタール人は、これらのリスク遺伝子のうちの3つだけをホモで持っていました。これらのことから、ネアンデルタール人から現生人類への新型コロナにかかわるリスク遺伝子の受け渡しは、南ヨーロッパで起きたものと考えられます(Nature 2020; 587: 610)。

そしてこのネアンデルタール人に由来する新型コロナの重症化遺伝子は、予想されたとおりネアンデルタール人との交雑のなかったサハラ以南のアフリカ人には全くみられませんでした。一方、ヨーロッパ人では8～16%が、このネアンデルタール人由来の新型コロナリスク遺伝子を保有していました。そして、東アジア人もネアンデルタール人由来の遺伝子を受け継いでいるはずですが、こと新型コロナのリスク遺伝子については、これをほとんど保有していませんでした。このことは、新型コロナがヨーロッパ人で重症化しやすく、アフリカ人や東アジア人では重症化しにくかったという疫学的な知見とも合致したのです。

リスク遺伝子はもう一度選ばれた

しかし、ネアンデルタール人由来の新型コロナの重症化遺伝子の保有割合をもう少し詳細にみると、少し変わったことが分かります。

驚いたことにアジアの中でも南アジアでは、これらの遺伝子を30%保有しており、最も高かったバングラデシュでは、これらの遺伝子の保有率が63%に上ったのです。この南アジアにおける極端に高いネアンデルタール人由来の新型コロナリスク遺伝子の保有率は、現生人類がアラビア半島から南ヨーロッパにかけての地域でネアンデルタール人から遺伝子を受け取り東へと拡散していったとする、人類拡散に関する現代の定説だけでは説明できません。

この理由について学術誌「Nature」では、南アジアではもう一度、これらの遺伝子の自然選択が働いたのではないか、と考察しています。

バングラデシュをはじめとする南アジア地域は、コレラなど水系の細菌性感染症の蔓延地域でした。ガンジス河の河口では、今も多くのヒンズー教徒たちが千年前と変わらぬ姿で沐浴しています。しかし、そのすべてを洗い清めてくれるとされる「聖なる河」は、上流の村々のあらゆる生活排水や汚物が流れ込み腸管感染症の温床となってきた「不浄なる河」でもあったのです。そして、ガンジス河の河口のバングラデシュのデルタ地帯では、幾度もコレラをはじめとする腸管感染症の大規模なエピデミックが発生してきました。その結果、南アジアでは、これらの細菌感染に対する抵抗性遺伝子として、ネアンデルタール人由来の免疫活性化遺伝子が正の選択を受けた可能性があります。実際に、バングラデシュのガンジスデルタ地域に住む住民の遺伝子を調べると、コレラによる自然選択の痕跡が色濃く残っています（Sci Transl Med 2013; 5: 192ra86）。

旧人類由来の遺伝子がもう一度選択されることは、デニソワ人由来遺伝子においても観察されます。ヒマラヤやネパールの高地に住むチベット族では、デニソワ人に由来するEPAS1という遺伝子の変異を、実に8割の人が保有しています。その理由は、この遺伝子が酸素の薄い高地への適応に有利であったため、この地域の住民において自然選択され濃縮されてきた結果と考えられます。

一方、東アジア地域では、このネアンデルタール人由来の免疫を活性化するコロナ重症化遺伝子について、逆の方向の自然選択が働いた可能性があります。東アジアでは、これまでSARSをはじめとしてコロナウイルスのエピデミックが何度も発生してきました。コロナの運び手であるコウモリの生息地がこの地域に多数存在していたからかもしれません。その度重なる感染により、東アジアではコロナ重症化遺伝子をもつ人たちは自然淘汰されていった可能性があるのです。実際に、東アジア人の遺伝子を調べると、約2万5000年前に大規模なコロナウイルスのエピデミックがあった痕跡が残っています（Curr Biol 2021; 31: 3504）。この逆方向の自然選択が働いたことが、日本を含めた東アジアでは新型コロナが重症化することが少なかった理由（ファクターX）の一つなのかもしれません。

新型コロナウイルス感染症は、自己免疫疾患に対する治療薬が奏功するなど、自己免疫の要素（免疫の異常活性化）を多大に含んだ感染症でした。ネアンデルタール人から受け継いだ「免疫を活性化しやすい」遺伝子は、コレラなどの細菌感染症に対しては強い抵抗性を示す一方、コロナウイルスのような免疫の暴走にかかわる疾患においては重症化リスクともなっており、ヨーロッパ、南アジア、東アジアでそれぞれ異なった自然選択を受けて現代に伝えられてきたのです。

私たちの中にいるネアンデルタール人

私たちよりも大きな脳をもったネアンデルタール人が、どのような精神性で世界をみていたのか、それを直接知る手段はもはや存在しません。しかし、彼らの血は私たちの中にも流れていますから、私たちの行動やしぐさの中にもきっとネアンデルタール人に由来するものが伝えられているはずです。ネアンデルタール人由来の遺伝子の働きを知ることは、彼らの生き様や彼らが生きてきた世界をうかがい知る手段でもあるのです。

さて、現生人類の生活習慣で、ネアンデルタール人由来の遺伝子の保有割合と高い相関をもつ行動習慣を調べたところ、一つの習慣が浮かび上がってきました。それは、昼間は眠くなり、夜になると活動したくなる（いわゆる夜型）ということでした。これは、ネアンデルタール人が夜の長い北方に適応していたことと合致する性質です。もしあなたがどうしても昼間は仕事に身が入らず、夜になると目がさえて仕方がない、というのであれば、それはあなたではなく、あなたの中のネアンデルタール人がそうさせているのかもしれません(Am J Hum Genet 2017; 101: 578)。

※1　サイトカインストームとは，何らかの原因で，炎症を惹起するサイトカインが血中に過剰に産生され，免疫の暴走とともに多臓器に障害を生じる状態をいう。

※2　染色体とは、細胞核の中にあって、DNAとそれを支える蛋白質がコイル状に折りたたまれた構造体。ヒトの細胞の核の中には、23対46本の染色体が含まれている。

※3　その後の研究で、アフリカ人の中にもネアンデルタール人由来の遺伝子が混じっていたとの報告もなされている。アフリカをでてネアンデルタール人と交配したのち、アフリカにもどったホモ・サピエンスがいたと考えられている。

※4　ホモ・サピエンスとネアンデルタール人は、言語と発話にかかわるFOXP2遺伝子に、他のヒト属と異なる同一の変異を有している。このことから、ネアンデルタール人はホモ・サピエンスに近い言語能力があったことが推定されている（Scientific Reports 2016; 6:22157、諸説あり）。

※5　米ハーバード大学のジョセフ・ヘンリック博士は、太平洋の狩猟民で、その集団の大きさ（人口）と漁に使う道具の種類の関係を観察したところ、集団を構成する人数が大きいほど、狩猟や漁労の道具の種類が増えていることを見出した。そこから、集団が大きいほど、一つの個体が学んだことが集団全体に伝わることで、技術革新が加速していくという「集団脳」仮説を提唱した。

第14章

農耕革命の光と影

5万年の旅路の終わり

アフリカをでたホモ・サピエンスは、マンモスなどの巨大動物を追いながら、世界各地へと拡散していきました。その移動は果てしなく、人類はユーラシアを越えて東アジアに到達した後、当時は陸続きであったベーリング海の陸橋を越え、南北アメリカ大陸へと徒歩で移動してきたことが、アメリカインディアンの口承史にも残されています（ポーラ・アンダーウッド『一万年の旅路――ネイティヴ・アメリカンの口承史』翔泳社）。彼らの生活様式は基本的に狩猟採集生活であり、普段は木の実や貝類など食べられるものは何でも食べ、大きな獲物を捕らえることができたときはそれを分け合いながら、何万年もの間、命をつないできたのです。

ところが今から1万年ほど前、あちこちを移動するトライブ（集団で移動する部族）の中に、定住する者たちが現れました。彼らは、旅とともに携えてきた麦や豆、カボチャなどの種を、適した土地に手向けることで大きな収穫を得ることができるようになったのです。そして、中でも収穫のよかった種を選んで植えることで、次の季節にはより大きな収穫を得ることができることを知るようになりました。また、これまで追いかけてきた牛や豚、ヤギや羊、鶏などの動物の中で、最もおとなしいものを殺さずに飼育することで、従順な家畜が得られることを学んでいきました。

こうして人類は、生命を貫く進化の秘密を学び、活用することで、獲物を追いかけずとも食べ物を手に入れることができるようになったのです。こうして定住をはじめたトライブでは、食糧が豊富に手に入り、多くの子どもたちが生まれるようになりました。そして、世界のあちこちに村が出現していったのです。

本章では、のちに「農耕革命」と呼ばれる、人類のこの生活様式の変化が、私たちの免疫系にどのような影響を与えたのかをみていきましょう。

下痢が続いたインドネシアからの留学生

〜〜　患者さんは21歳の女性、インドネシアからの留学生です。彼女はインドネシアの国　〜〜

立大学の理学部を優秀な成績で卒業し、卒業後、インドネシアから日本への国費留学生として選ばれ来日しました。しかし、日本に来てからの6か月間、下痢や腹痛がおきることがしばしばありました。日本の食事があわないからだと思っていましたが、下痢はひどくなる一方で、血便も混じるようになり、最近は、関節が痛くなったり、ふくらはぎに赤くて固いしこりができて痛むようになってきたりしたため病院を受診しました。彼女の体重は日本に来てから10kg減っています。

病院での精査の結果、彼女の病気は「クローン病」であることが判明しました。

クローン病とは？

クローン病とは、大腸をはじめとする腸管に炎症が起き、潰瘍や癒着を引き起こす炎症性腸疾患[※1]で、若年者に比較的多く発症します。腸の壁に敷石のような凸凹ができ、潰瘍が縦に走ることが特徴です。その結果、腸管の内腔が狭くなってイレウス（腸閉塞）が起きたり、炎症の結果、腸と腸とが癒着して瘻孔が形成されたりしてしまうこともあります。そのため、患者さんは激しい腹痛におそわれ、時に腸管穿孔や閉塞を起こして病院に緊急搬送されます。治療は、まずは絶食により腸管の安静を図り、薬物治療により炎症が改善すれば、食事を徐々に元に戻していきます。最近は、病気の原因となる炎症性サイトカインや、そのシグナルをブロックする薬剤が開発されたため、治療成績は各段に向上しています。クローン病では、腸だけでなく関節や皮膚、眼など全身の様々な臓器にも炎症がおきることがあります。例えば、眼に虹彩炎がおきれば失明のリスクがありますし、この患者さんのふくらはぎに出現したしこりは、結節性紅斑と呼ばれています。関節炎もしばしば合併し、関節リウマチなどと間違えられるときもあります。

クローン病の原因は、腸や皮膚、眼や関節など様々な臓器に、自己免疫によって肉芽腫（結節状の肉芽組織）ができることが原因とされています。クローン病で生検された肉芽腫を顕微鏡でみてみますと、類上皮細胞（上皮細胞様の形態のマクロファージ由来の細胞）による肉芽腫が形成されています。この肉芽腫が腸管などの組織に浸潤し、潰瘍や癒着を起こすのです。

クローン病と結核の奇妙な類似

さて、バイオインフォーマティクスの手法を用いて、クローン病にかかわる遺伝子の自然選択に影響を与えた感染症を調べていくと、結核をはじめとする抗酸菌感染症の存在が浮かび上がってきました（Nature 2012; 491: 119）。腸の病気であるクローン病と、結核のような呼吸器感染症との間に、どのような関係があるのでしょうか？

実は、結核は肺だけに感染する病気ではありません。結核菌はしばしば腸にも感染し、腸結核と呼ばれます。そして、腸結核は、クローン病との鑑別がとりわけ重要な疾患なのです。特に、この患者さんのように、東南アジアなどの結核の流行地域からの患者さんが炎症性腸炎を発症した場合は、結核の可能性を必ず除外しなければいけないのです。

クローン病と腸結核を消化管内視鏡で観察、比較すると、その病像はよく似ています。腸結核でもクローン病とそっくりの潰瘍性病変をきたしています。さらに病変の組織を生検してみても、両者ともに同じような類上皮細胞肉芽腫が認められます。

しかし、結核は感染症ですので、肉芽腫の中心には結核菌が存在し、その周囲に乾酪壊死といわれるチーズのような壊死巣が存在します。結核が暴れまわらないように、マクロファージが肉芽腫を作って、周囲を取り囲んでいるのです。一方、クローン病の肉芽腫の中心には何もありません。何もないのに、免疫の働きにより肉芽腫がつくられているのです。

クローン病と腸結核とは、このように腸の病変に関しては極めて高い類似性を示すのです。

結核では、肉芽腫を構成するマクロファージがTNFなどの炎症性サイトカインを産生しながら結核菌を中に封じ込めています。一方クローン病では、結核菌はいませんがマクロファージがTNFを産生しながら肉芽腫をつくっています。

クローン病の治療薬——TNF阻害薬

近年、TNFを阻害する生物学的製剤が開発され、クローン病に対する画期的な治療薬としてめざましい効果をあげています。ただし、過去に結核に感染したことのあるクローン病の患者さんに対してTNF阻害薬を使用すると、結核菌をせっかく封じ込めてきた肉芽腫が崩壊し、結核を発症してしまう場合があります。そのため、TNF阻害薬を使用する患者さんは、潜在的に結核に感染していないかを調べることになっています。

クローン病と結核の不思議な関係

ところで、バイオインフォーマティクスを用いてクローン病と結核との関係をみてみますと、この2つの疾患にはどうも不思議な関係があることがわかります。

マラリアの場合は、マラリアという感染症の感染に対して抵抗性を示す遺伝子が自然選択されて、全身性エリテマトーデスのリスク遺伝子となっていました。ところが、結核の場合は、どうやら「結核にかかりやすい」遺伝子が、「クローン病のリスク」となっているようなのです。これをどのように理解したらよいのでしょうか？

例えば、クローン病のリスク遺伝子の中に、細胞内寄生菌に対する自然免疫応答にかかわる分子であるNOD2の遺伝子変異があります。クローン病の患者さんでは、NOD2遺伝子の働きが弱まる変異がみつかります[※2]（Immunol Rev. 2014; 260: 249）。NOD2遺伝子の働きが弱まることは、結核などの細胞内寄生菌に感染しやすくなることを意味します。特に、このNOD2の働きが低下する遺伝子変異をホモでもつ（両親から引き継いだ遺伝子がともにNOD2の働きが低下している）と、免疫不全症になってしまい、結核にきわめてかかりやすくなってしまいます。そして、このNOD2の変異をヘテロでもつ（両親のどちらかからNOD2の機能低下の遺伝子を受け継ぎ、もう一方から健常の遺伝子を受け継ぐ）と、結核に対して中途半端にかかりやすくなる状態が生まれます。クローン病と結核の関係は、平衡選択といって、このような、結核に中途半端にかかりやすくなる人が一定数維持されるような選択が働いているようにみえるのです（Nature 2012; 491: 119）。

この関係はちょうど、第2章で述べたマラリアと鎌状赤血球症との関係に似ています。鎌状赤血球症の遺伝子をホモでもつ（鎌状赤血球型の遺伝子しかない）と、貧血のため寿命が短くなります。しかし、ヘテロでもつ（片方が鎌状赤血球型でもう片方が正常）とマラリア感染に対して抵抗性になるため、マラリア蔓延地域ではこの遺伝子が自然選択されてきたのです。

どうしてこのような自然選択がおきるのでしょうか？　結核に中途半端に罹患しやすくなることに、どのようなメリットがあったのでしょうか？

このことを理解するためには、一部の患者さんでは死に至る病でありながら、ほかの多くの患者さんでは不顕性感染をきたし、いわば人類と共生してきた感染症である結核という病について理解する必要があるでしょう。

結核とは？

抗生剤が発見される前、結核は死に至る病と思われていました。ジブリ映画にもなった堀辰雄の『風立ちぬ』では、結核のサナトリウムがその舞台となっており、結核によって死を運命づけられた薄幸の少女とその婚約者である主人公は、「風立ちぬ、いざ生きめやも」と口ずさみます。これは、ポール・ヴァレリーの詩の一節“Le vent se lève, il faut tenter de vivre”で、「風が吹いた、私たちは生きようと試みねばならない」と訳されます。しかし

「生きめやも」は反語表現であり、「生きられはしないだろう」との意味も含んでいます。つまり、死にゆく病としての結核がその美しくも儚い物語を彩っているのです。

しかし、結核菌に感染した人がみな結核を発症するわけではありません。結核菌に感染したとしても結核を発症するのは10％前後で、多くの場合は免疫力によって結核菌の増殖がおさえられ、結核は休眠状態になります。そのような感染しても発病しなかった人たちでは、マクロファージが結核菌を取り囲みリンパ節で抑え込んでいます。肉芽腫をつくって結核菌を生きたまま生体内に抱え込んでいるのです。そして、その人たちの免疫力が弱った時にだけ、そこから結核菌が逃げ出して、結核という病気の発症に至ります。

結核に不顕性感染することのメリットとは？

実は、結核菌が不顕性感染している人では、マクロファージがTNFなどの炎症性サイトカインを出しやすくなることがわかっています。TNFなどの炎症性サイトカインは、様々な感染症に対して抵抗性の因子として働きますので、そのような個体は、ほかの感染症に対する抵抗性が増すと考えられます。

つまり、結核にかかってそれを不顕性感染という形で体の中に留め置くことで、それ以外の様々な細菌感染に対して抵抗性が強くなり、生き延びていくために有利であったのでしょう。このようなメリットがあったがために、NOD2の機能が低下するような遺伝子変異をヘテロでもつような、結核に中途半端にかかりやすい遺伝子型が、自然選択で選ばれてきたと考えられます。

自然免疫も記憶をもつ

ではなぜ、結核に不顕性感染している人では、マクロファージがTNFなどの炎症性サイトカインをよく出すようになるのでしょうか？

マクロファージは、自然免疫に属する細胞で、通常は過去に感染症にかかったことを記憶する（免疫記憶とよぶ）ことはないとされてきました。免疫記憶はT細胞などの獲得免疫系のみがもつ性質と考えられていたのです。

ところが、自然免疫系の細胞であるマクロファージでも、過去に感染症にかかった場合にそれを記憶して、次に感染症にかかった場合に強く対応できるような仕組みが存在することがわかってきました。といっても、獲得免疫系のように、感染してきたある特定の微生物の特徴を覚えておき、その微生物に対してのみ抵抗性を示す、というような洗練されたシステムではありません。そうではなく、一つの微生物に感染することで、ほかの様々な微生物に対する抵抗性を全般的に向上させるのです。

その具体例として、ＢＣＧ[※3]という結核のワクチンをうったときの反応を挙げることができます。日本人が新型コロナウイルス感染症にかかった際に欧米人よりは重症化することが少ない理由として、日本人がＢＣＧをうっているからだ、という説が報道されたのを記憶している方もおられるかもしれません。実は、ＢＣＧをうつと、結核菌だけでなく、様々な肺炎にかかった場合にも重症化リスクが少なくなるため、新型コロナに対する抵抗性にもつながったのではないかと考えられたのです。

ＢＣＧを接種したり結核菌に感染したりすると、マクロファージの遺伝子の発現を制御するエピジェネティクス[※4]という部分が変化して、次にほかの様々な感染微生物が侵入してきたときに、感染と戦うＴＮＦなどの炎症性サイトカインをより多く出すことができるようになるのです。つまり、感染症にかかったことで訓練され、別の感染症に対しても素早く強力に対応することができるようになるということです。これを「訓練された免疫（trained immunity）」と呼んでいます（Science 2016; 352: aaf1098）。「ＢＣＧをうつと結核のみならず一般的に感染症に強くなる」理由は、この自然免疫の「訓練された免疫」が誘導されているためと考えられます。

カブトガニなど自然免疫しかもたない生き物も、何億年もの長い年月を生き延びてきました。その理由は、このような感染症に罹ったことを記憶して、抵抗性を高める仕組みがあったからなのでしょう。

ターニングポイントは農耕革命

では、結核に対する耐性と同時にクローン病へのリスクともなりえるTNFなどの炎症性サイトカインを過剰産生するような体質を、人類はいつ頃獲得したのでしょうか？

古代人の人骨から遺伝子を取り出し、それらを現代人の遺伝子と比較し、バイオインフォーマティクスという手法を用いて統合することで、各時代を生きていた古代人の免疫細胞の働きを、あたかも彼らが生きているかのように調べることが可能となっています。

この手法を用いて、旧石器時代、中石器時代、新石器時代、新石器時代以降の各時代の古代人の遺伝子を比較します。すると、紀元前8000年ごろの新石器革命（農耕革命）の時期を契機として、人類のTNFなどの炎症性サイトカインを産生する能力が、劇的に上昇していることがわかりました（Elife 2021; 10: e64971）。この時代に強力な遺伝子の自然選択が行われたことがわかります。

農耕革命でおきた変化

なぜ、農耕革命をきっかけにこのような遺伝子発現の変化が生じたのでしょうか？　それは、狩猟生活から、農耕・牧畜を行い定住生活を送るようになったことによって、様々な感染症にかかるリスクが大幅に増加したからと考えられます (Am J Phys Anthropol 2013; 152: 135)。

まず、農耕生活を行い家畜を飼育することで、人獣共通感染症が格段に発生しやすくなりました。これまでに大流行を起こしたことのあるウイルス感染症のほとんどは、家畜にその起源があるとされています。天然痘や、はしか、インフルエンザ、ブルセラ症、Q熱などです。天然痘は牛痘、はしかは牛疫といわれる家畜の病気に由来します。第5章で述べたアフリカ眠り病の原因となるトリパノソーマ原虫も、もともとはヒトへの感染力はありませんでしたが、家畜を飼育するようになってからヒトにも感染するようになったのです。

さらに、農耕革命によって人口密度が高くなったことで、集団感染が起きやすくなりました。農耕革命以前の人類は、１００人にも満たないような小集団で世界中に散らばって生活していました。はしかのような重篤な感染症は、罹患した人が死んでしまうために、ある程度の人数がいないと大流行が起こりません。マラリアも人類発生の当初から存在しましたが、大規模な流行がおこるようになったのは、農耕革命以降といわれています。

このように農耕革命によって、様々な感染症のリスクが大幅に増えたと考えられます。そのため、結核に罹患し結核菌を体内に留め置くことで、炎症性サイトカインをたくさん産生することのできる体質をもつ人たちが、選択的に選ばれて生き延びてきた可能性があるのです。

ヨーロッパ人が世界を征服できた理由は？

15世紀から16世紀にかけての大航海時代、ヨーロッパ人は南北アメリカやアフリカ、アジアなど世界中に進出し、様々な国を植民地としていきました。歴史学者のジャレド・ダイアモンドは、その著書『銃・病原菌・鉄』において、ヨーロッパ人が世界を征服できた理由として、彼らが携えていた銃などの近代武器だけでなく、彼らが早くから様々な家畜を飼育しており、家畜由来の重篤な病原菌に対して抵抗性を獲得していたことを挙げています。

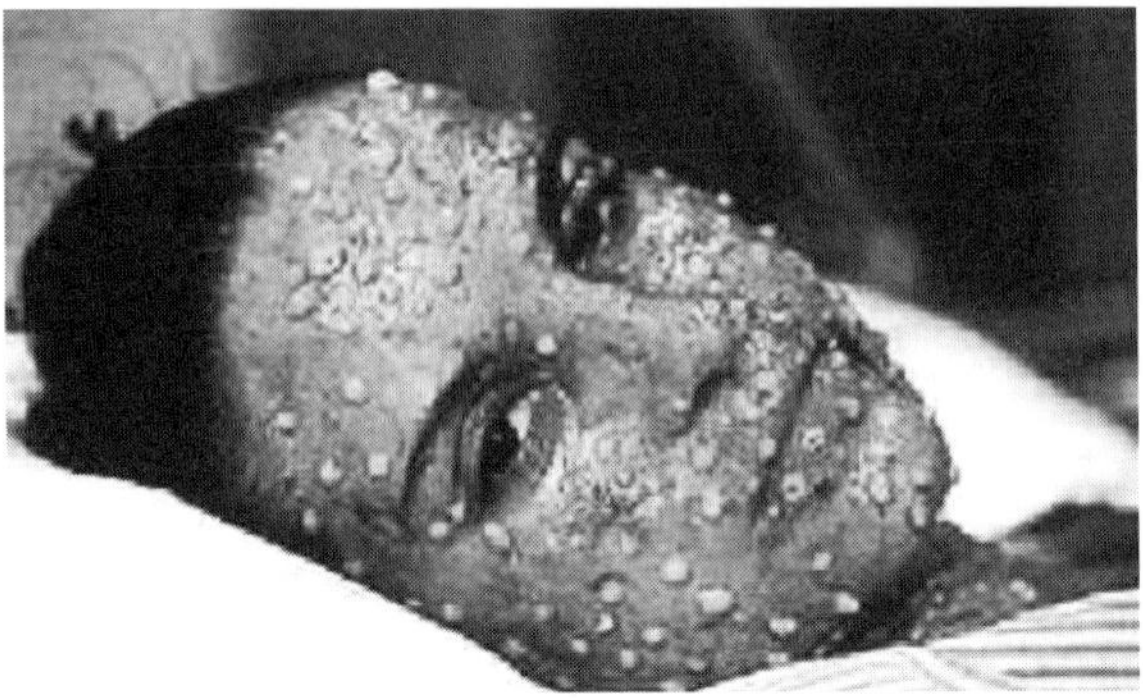

図32　天然痘

モダンメディア 2009; 55: 11: 283「人類と感染症との闘い」より引用

コルテス、ピサロらによるアステカ・インカ帝国の征服はその一例です。コルテス、ピサロらは、わずか100名程度の軍で当時数万人の人口と兵士を擁したアステカ・インカの民と対峙しました。その時、アステカ・インカの民を屈服させたのは、彼らの銃ではなく、彼らが持ち込んだ天然痘やはしか、結核などの感染症であったといわれています。コルテス・ピサロらとの初回の接触ののち、アステカ・インカにはこれらの感染症の大規模なエピデミックが発生し、人口は1／10ぐらいに激減しました。これら疫病の発生は、彼らの戦士の数を減らしただけでなく、彼らが信じてきた神への信頼を失わせ、戦意を喪失させた可能性があります。

なお、コルテスやピサロがアステカ・インカ文明を滅ぼした当時、ヨーロッパでもまだワクチンはできていなかったことに注意する必要があります。ワクチンがなくとも、当時のヨーロッパでは、これらの病に幼少期にかかることが一般化しており、免疫が成立していました。一方、これらの感染症にかかったことのないアステカ・インカの民は、特に働き手や戦い手である大人が初感染したため重症化し、国の崩壊へとつながったのです。

　このように、ウイルスがある地域に初めて流入するときは、国の崩壊にもつながりかねない重篤なエピデミックへと発展することがあります。日本でも、奈良時代の天平9年（西暦737年）に天然痘が初めて入ってきたときは、当時の日本の人口の約30％に当たる100万～150万人が死亡する大惨事となりました。

　続日本紀の天平9年是年条には、「是の年の春、疫瘡大きに発る。初め筑紫より来りて、夏を経て秋に渉る。公卿以下、天下の百姓、相継ぎて没死ぬること、勝げて計うべからず。近き代より以来、未だこれ有らざる也」と書かれています。当時権力の絶頂期にあった藤原四兄弟もこの天然痘で死にました。この未曾有の大疫禍を受け、聖武天皇が仏教の力でこれを退散させることを願い、巨大な盧舎那仏《るしゃなぶつ》の建立を詔勅したことはよく知られています。

　しかし、江戸時代には、天然痘（疱瘡）は、水痘、はしかとならび子どもがかかる「通過儀礼としての病」の一つとなっており、「お役三病」と称されていました。子どもたちが天然瘡にかかると、人々は疱瘡除けとして知られる「猩々《しょうじょう》」（赤い頭髪をもつ中国の想像上の動物）の張り子の人形を飾り、様々な見舞いの品を贈ったり食物を分け合ったりして穏やかにすごしていました。これは、長い時間をかけて天然痘ウイルスが人類と共生するために弱毒化していったことに加え、人々が経験的に子供時代に感染するとましであることを知って、免疫が成立していったものと思われます。

現代でも、例えばアマゾンの熱帯雨林で昔ながらの生活をしている原住民に、文明社会の人間が初めて接触する際は、はしかなどの感染症を伝播させないための注意が必要です。不用意な接触により我々が不顕性感染としてもっている感染症が彼らにうつった場合には、その部族を絶滅させるリスクがあるからです。

結核に対する反応だけは別

さて、古代人の遺骨から取り出した遺伝子をバイオインフォーマティクスの手法を用いて解析することで、彼らの免疫細胞の様々な菌に対する反応性が、各時代にどのように変化してきたかも調べることができます（Elife 2021; 10: e64971）。

人類のマラリア、エイズ、ウイルス性肝炎など様々な微生物に対する免疫反応は、農耕革命を機に増強されていました。しかし、結核だけは例外で、農耕革命を経ても結核にかかりやすい性質は変わりませんでした。

この理由は、結核にかかりやすいことが、「訓練された免疫」の誘導により、TNFなどのサイトカインの高い産生能力につながり、ほかの感染症に対する抵抗性を獲得するのに有利であったからと考えられます。

すなわち、農耕革命を機に、結核菌のような細胞内寄生菌との共存を許し、細胞外の細菌感染症に対する抵抗性をもつような遺伝子が、有利な形質として自然選択されてきたのです。そしてそのような体質が、現代ではクローン病のリスクになっていると考えられます。

農耕革命に伴う食生活の変化

農耕革命とともに、腸内細菌叢も変化しました。狩猟採集を行っていたころの人類は、ありとあらゆるものを食べ、それに対応するために多様な腸内細菌をもっていました。しかし、農耕生活を送るようになってからは、コメや小麦などごく限られた穀物を食べるようになりました。このことで、腸内細菌叢は大きくかわったと思われます。実際に、現代のウガンダにおいて、狩猟採集民と農耕民の腸内細菌を比較すると、狩猟採集民のほうがはるかに多様な腸内細菌叢をもっていることが報告されています。

偏った食生活により腸内細菌の多様性が低下すると、ある特定の病的細菌の増加や共生細菌の減少を許すことにつながります。例えば、肉や脂肪の多い食事をとっている場合は、バクテロイデスなど特定の細菌が増え、炭水化物の多い食事をとるとプレボテラなど別の属の細菌が増えることが報告されています。

最後の一押しをしたものは？

農耕革命を契機に、人類はTNFなどの炎症性サイトカインを産生しやすい体質を獲得しました。このことによってクローン病などの自己免疫疾患を発症するリスクは増大したと考えられます。ところが、クローン病などの自己免疫疾患は、必ずしも農耕革命を機としては増えていません。クローン病が増えだしたのは、近代の産業革命の後になります。産業革命以降、クローン病は特に先進国において年4－5％の割合で爆発的に増加しており、現在では世界で600万人以上が何らかの炎症性腸疾患に罹患しているとされています。では何がこれほどまでにクローン病を増加させているのでしょうか？

第Ⅱ部でご紹介した「衛生仮説」の考え方からすると、寄生虫など様々な感染症が存在した時代には、幼少期から様々な感染を経験することにより、過剰な免疫応答を抑制する仕組みが育つため、炎症性腸疾患などの自己免疫疾患の発症にはいたらなかったと考えられます。産業革命により、都会で、土や家畜に全く触れることなく「清潔に」暮らすことができるようになった人々が現れたことが、自己免疫疾患の爆発的な増加につながったと思われます。

もう一つ、産業革命によって起きた食生活の変化が、最後の一押しをした可能性があります。産業革命を機に、食の流通のチェーン化が行われました。このことで、人々は動物性の油を多量に含むハンバーガーなどの高脂肪食を食べることが一般的となったのです。この食生活の変化によって、現代人の腸内細菌は大きく変化しました。

加えて、脂肪に富んだ食事を摂取すると、その結果生体内に作られるコレステロールの結晶が、マクロファージにとっての「危険」シグナルとして働き、TNFなどの炎症性サイトカイン産生を亢進させることが知られています（Cell 2018; 172: 162）。つまり食事自体が、免疫の過剰活性化に由来する炎症性腸炎の発症に向けて、一役買っている可能性も考えられるのです。

すなわち、農耕革命以降、TNFなどの炎症性サイトカインの高い産生能力を持つ個体

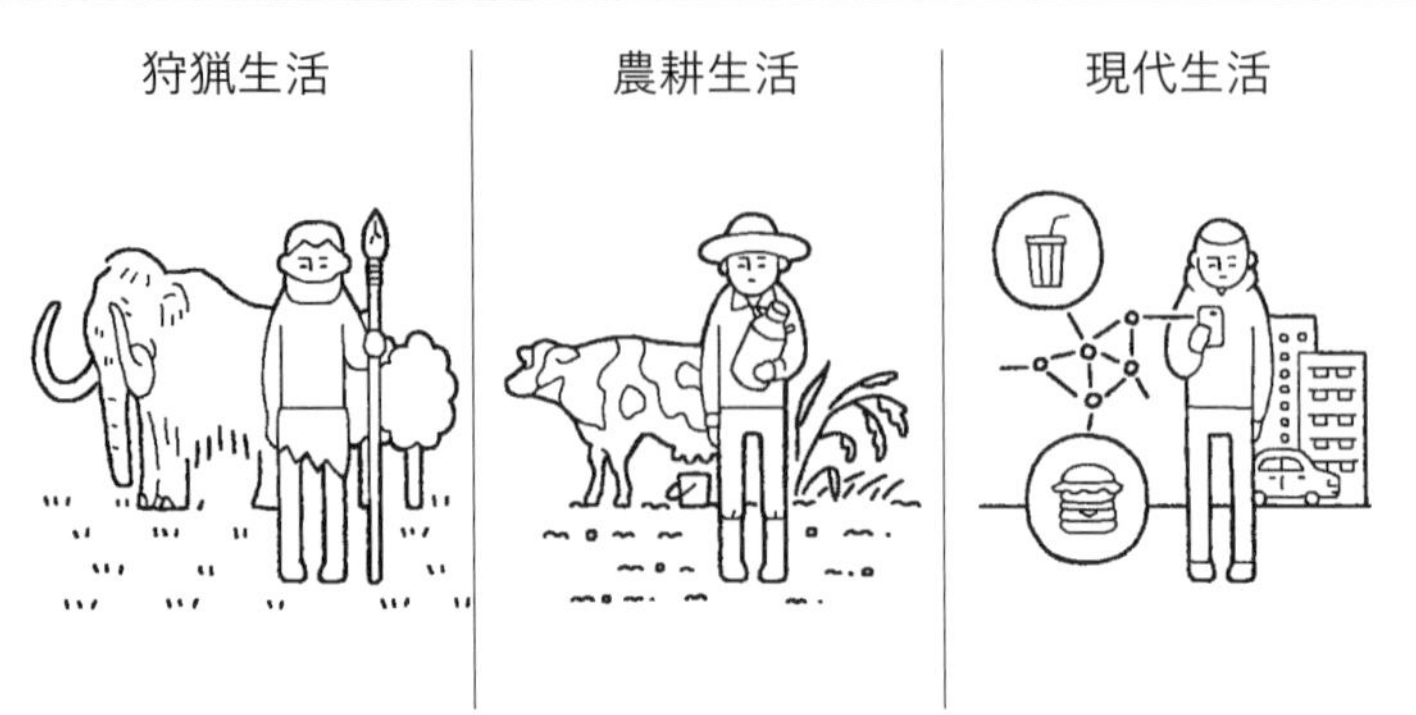

図33　ホモ・サピエンスの生活様式の変化

が自然選択により選ばれ、様々な感染症に対する抵抗性を獲得するとともに、潜在的にはクローン病などの炎症性疾患のリスクを抱えることとなりました。しかし、様々な感染症が蔓延していた時代には、それは問題とはなりませんでした。なぜなら、免疫系は感染症と戦うために大忙しだったからです。様々な感染症が減少し、一方で食生活が変化したことによって、本来の戦うべき場所を失った免疫系が異なる形をとって暴れているもの、それがクローン病の発症という形で表れているのかもしれません。

クローン病と「黒死病」

NOD2という自然免疫の働きを弱める変異がクローン病のリスク遺伝子となっている理由について、ここまでは、結核による「平衡選択」の可能性について説明してきました。一方で、他の感染症による自然選択

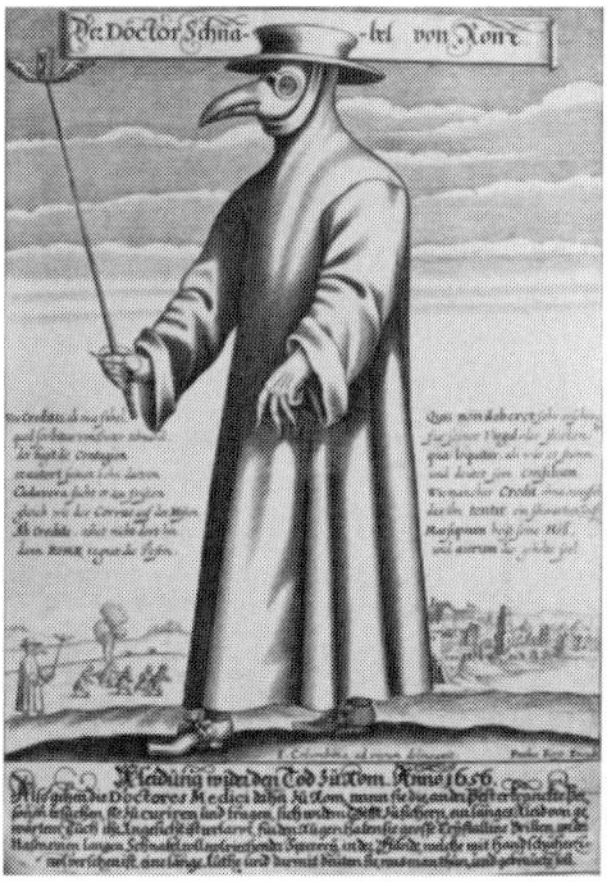

図34　黒死病（ペスト）の診療にあたる医師

当時、ペストは「空気感染する」と信じられていたため、
医師らは特異な衣装を身に着けて診療にあたった（諸説あり）

を唱える学者もいます。

NOD2の働きが低下する変異は、アジアやアフリカでみられることはまれで、ヨーロッパ人に多くみられます。そのためヨーロッパ人は、様々な人種の中でも特にクローン病のリスクが高いのです。このヨーロッパでNOD2の働きが低下する変異が広まった理由として、過去にヨーロッパを襲った激しいエピデミックである「黒死病」（ペスト）の関与が考えられています。

ペストは、ペスト菌による感染症で、クマネズミなどのげっ歯類からノミを介してヒトに伝染します。この病気は、高熱やリンパ節の腫れや血痰などの激烈な症状とともに、皮膚がどす黒くなる特徴的な皮膚病変をきたすことから、「黒死病」と呼ばれ恐れられました。14世紀中ごろにヨーロッパでおきたペストのエピデミックでは、人口の約30％が死亡し、自然選択におけるボトルネックとなった可能性があります。

ペストは、現代であれば抗生剤で治療することができますが、抗生剤のない時代では極めて致死性の高い感染症でした。ペスト菌が血中をめぐりリンパ節を腫らす腺ペストでは致死率が30〜60％、それが肺に拡がって血痰をだすようになった肺ペストでは24時間以内に重篤となり致死率は90〜１００％と言われています。

私の祖父も、戦前の中国東北部・満洲において医師をしており、肺ペストの患者を最初に診断し、防疫に貢献したことがあります。

昭和15年9月下旬、旧満洲国の首都、新京（現・長春）において往診依頼を受けた。患者は衛生技術廠職員。一昨日より発熱し、体温四十度。ハアハアと口と肩で呼吸しており、今まで見た事のない様相の重症状態である。脈は百二十、緊張が弱い。意識は朦朧、前胸部のいたるところ、側面までも大小の湿性ラ音[※5]だらけである。夫人に技術廠での職務を尋ねると、ペストワクチン製造の技術者ですとの答。あっと思い、痰はと尋ねると、痰壺の中に梅干しをたくさん入れ、水で攪拌し肉離れさせたような赤い痰

である。肺ペストと直観した。

　夫人に決して誰も入れないように厳命し、直ちに痰壷を密封し医大病院へと直行する。地下の細菌検査技術者に「これはペストと思われる。直ぐ検査してくれ」と痰壷を渡すと、間もなく「先生大変です、ペスト菌です、視野に無数の菌が重なりあっています」と報告を受ける。直ぐに地下検査室に行き、千二百倍の顕微鏡で、ペスト菌が二個つながったり、集まって魚のウロコ状に重なっているのをみて、技術者の言うとおりであることを確認。その場で学長に電話で「肺ペストです。間違いありません」と報告し、民生部（厚生省に当たる）その他に肺ペスト発生を報告するように依頼した。

　患者家族と往診にあたった祖父ら医療スタッフは、伝染病院の隔離病棟に収容された。「ワクチンは間に合わない、ペスト治療血清を注射しよう」[※6]と、衛生技術廠が開発したばかりのペスト治療血清の注射を受ける。収容した患者は翌朝に死亡。患者夫人も四十度を超す高熱となり三日後に死亡。祖父も隔離後五日目の午後に三十八度の発熱をみた。ペストであれば助からないであろうと思い、妻と四歳の長女宛に遺言を書く。眠ろうとしたが流石に眠れない。

　翌朝、窓は明るかった。熱は三十七・六度。気が付くと血清注射をした右内股全体に赤い発疹がでていて押すと痒い。「ああ血清病だ。助かった」[※7]と安堵した。その後、肺ペストの発生地周辺は広範囲に交通遮断となり、軍が発生地の家屋を焼却し、一般市民に地域ごとに鼠退治等強く指導されるなど、新京市全面に防疫体制を敷いた。祖父の対応は早期防疫に役立ったのである。

（橋本元文『追憶の満洲』）

遺伝子解析の技術を使ってペスト菌のルーツをたどると、ペスト菌の起源は2600年前の中国にさかのぼります（Nat Genet 2010; 42: 1140）。中国語でペストは「瘟」（病垂れにネズミ）と書くことからわかるように、中国ではネズミによって媒介される感染症があることは古くから知られており、何度も大規模な感染が起きていたようです。それがヨーロッパに伝わった理由として考えられるのが、モンゴル帝国によるヨーロッパ侵略です。1340年頃、モンゴル軍がクリミアを侵略した際に、彼らは現在のウクライナにある黒海の港町カッファの城内に、ペストで死んだ人間の遺体を投石機で投げこんだと言われています。これは人類史上で初めて行われたバイオテロだったのかもしれません。そしてそれは、ペストに対する十分な免疫をもたなかったヨーロッパ人に未曾有の災厄をもたらし、長く苦しめることになったのです（加藤茂孝『人類と感染症の歴史——未知なる恐怖を超えて』丸善出版）。

NOD2の働きが低下する変異は（上述した結核の不顕性感染によってかえって感染に対する抵抗性が高まる場合を除き）

様々な感染症に対する抵抗性を低下させますので、通常は感染症に対して不利になるはずです。ところが、ペスト菌はその感染にNOD2経路を使っていました。そのため、NOD2の発現が少ない人はペスト菌の感染が成立しにくかった可能性があるのです。動物モデルで、ペスト菌の類縁菌をマウスに感染させた場合、NOD2を欠損させたマウスでは感染に対して抵抗性を示すことが示されています。

実際に、ヨーロッパでクローン病でみられるNOD2の変異をもつ人たちの地理的分布と、ペストが蔓延した感染地域とを比べてみると、両者の間にかなりのオーバーラップがみられます（J Crohns Colitis 2019; 13: 1318）。このことは、NOD2が低下する変異をもつ人たちがペストを生き延び、その代償としてクローン病を発症するリスクを抱えることになった可能性を示唆しています。

イギリスとデンマークで近年行われた、14世紀のペストで死亡した人の集団墓地の遺骨の解析からも、NOD2とは別の、クローン病にかかわるリスク遺伝子がみつかりました（Nature 2022; 611: 312）[※8]。このことからも、ペストがヨーロッパ人の遺伝子構成に大きな影響を与えたことは間違いなさそうです。

クローン病とノロウイルス

クローン病との自然選択が考えられる感染症として、現代でも食中毒の原因として頻度が高いノロウイルスも疑われています。クローン病のリスク遺伝子として、先に挙げたNOD2の変異のほかにFUT2という遺伝子の不活化型変異があります。FUT2は腸管上皮の防御因子であり、FUT2がなくなると腸管粘膜に炎症がおこり動物モデルではクローン病を発症します。ところが、このFUT2遺伝子の不活化型変異をもつ人たちはノロウイルスにはほとんど感染しないのです（PLoS One 2009; 4: e5593）。ノロウイルスは、生体内に侵入するときに、腸液に分泌される血液型抗原を利用します。FUT2はこの血液型抗原を小腸の上皮に提示する役割を担っています。そのため、FUT2を欠損する人では血液型抗原が提示されずにノロウイルスが侵入できないわけです。下痢で脱水になったとしても点滴で治療することなどできない古代の人たちにとっては、ノロウイルスによる腸炎も小さな子供たちの生死を決める要因になった場合があったでしょう。こうして、FUT2遺伝子の不活化型変異はノロウイルスに対する耐性によって自然選択され、それが現代ではクローン病のリスクの一つとなっている可能性があるのです。

このように、第Ⅰ部で紹介した全身性エリテマトーデスの場合と同様に、クローン病のリスク遺伝子も、結核やペストやノロウイルスなど、世界各地でおきた様々な感染症による複雑な自然選択を経て選ばれてきたのです。

※1　炎症性腸疾患：自己免疫によって腸管に炎症が起こり、腹部症状や栄養障害をきたす疾患の総称。代表的な疾患として、クローン病と潰瘍性大腸炎がある。

※2　NOD2の機能低下がクローン病の発症につながる理由について、腸管免疫の低下により腸内細菌叢が変化することが指摘されている。

※3　BCGワクチンとは、結核に対する免疫力を高めるために、結核菌と同じ抗酸菌による牛の感染症であるウシ型結核（Mycobacterium bovis）の成分を取り出しワクチンとしてつかったもの。

※4　エピジェネティクスとは、DNAの配列そのものは変化させないが、DNAのメチル化状態やヒストンの化学修飾を変化させることによって、遺伝子の発現を制御する仕組み。

※5　湿性ラ音とは、細菌性肺炎に罹患した患者で聴取される呼吸音で、吸気の終末にブツブツという湿った音がする。

※6　ワクチンは、弱毒化させた菌を注射して体に抗体をつくらせるため、抗体ができるまでに2週間ぐらいを要する。それに対して血清療法では、病原菌に罹患し回復した動物から得られた血清を注射する。その中には病原菌に対する抗体が含まれているために、早期の治療に役にたつ。新型コロナ感染症で

も、ワクチンが開発される前には、一部で血清療法がおこなわれ奏功した。

※7　血清療法を受けた場合、体内に注射された異物の血清蛋白に対して免疫が働くために、発熱や注射部位の皮膚の発赤・腫脹・熱感が生じる場合がある。遅延型アレルギー反応と考えられる。

※8　この解析からみつかったERAP2という遺伝子の変異は、クローン病だけでなく、クローン病と共通した病態をもつとされる脊椎関節炎をはじめとする様々な自己免疫疾患との相関が報告されている。

終章

免疫進化のガラパゴス

私たちの祖先

今から約21億年前、真核生物の祖先がプロテオバクテリアと呼ばれる好気性菌を取り込みました。プロテオバクテリアは真核細胞の中で共生をはじめ、ミトコンドリアへと変化しました。ミトコンドリアが細胞の中で大量のエネルギーを創り出してくれるために、この真核生物は圧倒的な力をもつようになりました。この真核生物が、現在の多細胞生物すべての起源となっています。

初期の多細胞生物はヒドラのような腔腸生物で、食物を消化するための、口と総排泄腔が同一となった大きな消化管をもっていました。そこから体を貫く消化管をもつものが現れ、前口動物と後口動物とに分かれました。前口動物から、プラナリア（扁形動物）、ミミズ（環形動物）、イカ・タコ（軟体動物）、

21億年前	真核生物の登場
6億年前	多細胞生物の登場
4億年前	脊椎動物に獲得免疫が生まれる…………自己免疫の起源
2億年前	哺乳類にIgE免疫系が生まれる…………アレルギーの起源
15万年前	ホモ・サピエンスの登場
1万年前	農耕革命
200年前	産業革命
現在	清潔社会

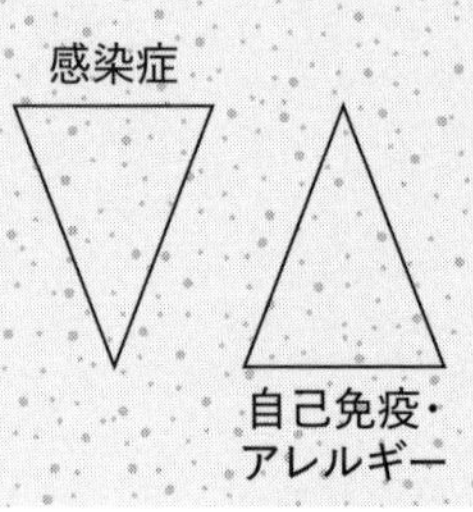

図35　歴史年表

エビ・カニ・昆虫（節足動物）などが生まれ、後口動物から、ナメクジウオ・ホヤなどの脊索動物、そして私たち脊椎動物が生まれました。たった一つの細胞から、ダーウィンが驚嘆し『種の起源』を著すこととなった多彩な生き物が進化してきたのです。

自己免疫とアレルギーの起源

先に繁栄したのは、前口動物のほうでした。今からおよそ5億4000万年前の「カンブリア大爆発」と呼ばれる時代には、アノマロカリスなど節足動物の祖先が、大型の捕食者として君臨しました。当時、脊索動物は背骨も顎もなく、捕食されるだけの存在でした。

しかし、今から約4億年前に、脊索動物の仲間に背骨と顎をもつ生き物（脊椎動物・顎口類）が現れると、様相は一変しました。彼らは、背骨と筋肉を使って体を自由自在に動かし、顎を使って周囲の生き物を「食べ」はじめたのです。そして、自らが別の生き物によって「食べられ」かかり傷を負うことに対しては、免疫の力で防御する、という全く新しい方法を生み出しました。

このときに生まれた、侵入微生物を記憶し抗体をつくることによって二度とかからないようにする獲得免疫の仕組みが、「自己免疫」の遠い起源となっています。そして、今から約2億年前に、爬虫類や節足動物と厳しい生存競争を繰り広げていた哺乳類が、追加で偶然に獲得したIgE型抗体が「アレルギー」の起源になります。

しかし、その後の2億年の間、野生を生きている脊椎動物に、自己免疫疾患やアレルギーが多発したことは報告されていません。それらは、ヒトというただ一つの種に、今から200年ほど前から頻発するようになった病なのです。つまり自己免疫とは、生物全体の歴史から見るときわめて特異な環境下におかれたホモ・サピエンスの免疫系が、ガラパゴスのような独自の進化を遂げた姿であると言ってよいでしょう。

ホモ・サピエンスの旅路

現生人類ホモ・サピエンスは、今から約10－5万年前に故郷であるアフリカの森を離れ、世界中に拡がっていきました。彼らは、先にアフリカを出ていたネアンデルタール人やデニソワ人などの旧人類を絶滅させつつ交雑し、様々な感染症に対する抵抗性遺伝子を獲得していきました。

それから何万年もの間、ヒトは長く狩猟採集生活を送ってきましたが、今から1万年ほど前から、穀物を育て家畜を飼育するようになりました。この農耕革命を機に、様々なエピデミックが頻繁に起きるようになり、エピデミックを乗り越えるたびにヒトは免疫を強く働かせる遺伝子を自然選択してきました。それらは、感染症への抵抗性とともに自己免疫のリスクをも高めたと考えられますが、この時代はまだ自己免疫疾患は増えていませんでした。

ところが、今から200年ほど前、産業革命による都市化とともに、土や動物に直接触れなくとも都市で生活を営むことのできる人々が現れました。そして、この「清潔」に暮らすことができるようになった人たちの間で、自己免疫疾患は多発するようになったのです。

つまり、自己免疫疾患とは、少なくともある一面では、感染症と戦うために進化してきた免疫系が、衛生的な環境の中で戦う相手がいなくなったがために、自己を相手に暴走をするようになった姿であると捉えることができます。私たち「清潔なサル」の免疫系は、何十万年もの間スパーリング相手としてきた「古き友」を失ったことに、戸惑い、苦しんでいるのかもしれません。

ポスト・コロナと清潔社会

２０１９年の新型コロナ感染症をきっかけとした社会の変化は、この方向性をさらに推し進めているようにみえます。外出するときはマスクと手洗いをし、他人と食事をするときは人数や換気に気をつける、これらニューノーマルと呼ばれる生活様式は、すでに私たちの生活の奥深くにまで浸透しており、新型コロナ感染症が終焉した後も、相当長く続くと思われます。果たして、いずれ未来の人類は、普段は隔離されたシェルターの中で暮らし、外の世界にでるときは防毒マスクとゴーグルをつけて生活をするようになるのでしょうか？　あらゆる瞬間に、無菌証明やワクチンの接種が求められ、そして、少しでも感染の兆候が現れたならば野生動物や家畜が何千、何万匹と殺戮される時代が、もうすぐそこに来ています。もしそうなれば、２０１９年の新型コロナは、超・清潔社会に向けての歴史の転換点であったと後に振り返られるようになるかもしれません。

清潔社会と自己免疫のリスク

本書で述べてきた考え方からすると、このような清潔な生活様式は、感染症のリスクを減らす一方、将来の自己免疫疾患の発症リスクを増やす可能性があります。

私たちの体の中には、先祖が様々な感染症を生き抜いて獲得してきた、免疫を活性化しやすい遺伝子が多かれ少なかれ存在しています。幼少期に様々な感染症を経験し、それらの遺伝子を適度に働かせるとともに、それらを働かせすぎない仕組みを育てておかないと、大人になってから初めて生体が「危険」と感じる何らかのシグナルが入った場合に、免疫が過剰反応して自己免疫につながってしまう場合があります。

国立感染症研究所の「感染症発生動向調査」をみますと、２０１９年の新型コロナの発生以降、徹底した感染対策によって、リンゴ病や手足口病、流行性角結膜炎や感染性胃腸炎など、子どものうちにかかっておくべきありとあらゆる感染症の発生が激減しています。

このような子どもたちが、20年後、30年後にこれらの感染症に初めてかかった場合はどうなるでしょうか？

子どものときにかかるべき感染症に大人になって初めてかかった場合、ウイルス感染症は牙を剥きます。その時は、ほっぺたが真っ赤になる「リンゴ病」とか、手足や口に水ぶくれができる「手足口病」のようなかわいらしい元の姿はとどめていないかもしれません。場合によっては心筋炎や神経炎など通常とは異なる症状を呈し、「自己免疫疾患」と診断されることもあるでしょう。

序章でご紹介した「自己免疫のパンデミック」のお話はあくまでフィクションですが、グローバル化により新たな感染症のパンデミックが次々と生まれるような時代にあって、私たちの免疫系は感染経験の乏しいアマゾンの先住民族のようになってきているリスクを改めて考える必要があるでしょう。

清潔社会がもたらす「よい」未来

本書では、清潔な社会が免疫系にもたらす影響について「衛生仮説」の立場からの考えをご紹介してきましたが、あるいは逆のシナリオも考えられます。清潔な社会が相当の期間、長く続くことによって、自己免疫疾患やアレルギーがむしろ減っていく可能性もあるのです。

これまで本書では、成人期のウイルス初感染が免疫の過剰反応を引き起こし、重症化や自己免疫のリスクとなるメカニズムについて説明してきました。ならば成人になってからも徹底的な感染対策を施して、死ぬまでウイルスに出会わなければよいのです。

ただしそのような社会では、ヒトと出会うことは大きなリスクを伴うようになります。感染歴の異なる者同士が出会うことによって、偶発的に感染症が発生し、重症化や自己免疫疾患を発症する事例が報告されるようになるでしょう。そうなると、初めての人同士が出会うときには、データベースに登録されたお互いのウイルス感染履歴を照合しあう、という社会が到来するかもしれません。その頃には、子供たちが「鼻から牛乳」などといって笑い転げていた小学校の給食の時間も、白球を追う高校球児らの「密な」青春も、音合わせをするオーケストラの喧噪も、セピア色に染まった過去の慣習として忘れ去られているでしょう。そしてそこには穢れを知らない無垢な人類が残るのです。

そのような超清潔社会では、免疫を強く働かせ自己免疫疾患やアレルギーを発症してしまうような遺伝子をもつ個体は、自然選択で淘汰されていきます。そうなれば、いずれ自己免疫疾患やアレルギーは、今ほどには起きにくくなるかもしれません。

ただし、そのような環境に適応した遺伝子は、感染症に対してはことのほか弱くなりますので、もし様々な警戒網をかいくぐったウイルスによるパンデミックが発生した場合には、自然から手痛いしっぺ返しを食らうかもしれません。

「自己免疫」を起こさないためにできること

それでは、様々な細菌やウイルスが存在するこの世界で、重篤な感染症にもかからず、かつ、自己免疫を起こさずに、ほどよいバランスを保って生きていくためにはどうしたらよいのでしょうか？

本書で紹介した衛生仮説の考え方からすると、それには、「幼少期」がカギを握っているようです。幼少期に様々な微生物と触れ合うことで、免疫系は様々な感染症に対する対応を学び、それとともに免疫を過剰反応させない仕組みを身に着けていくからです。

子どもたちは、青洟を垂らしたり、夏風邪にかかって苦しんだりしながら、微生物たちとの付き合い方を学んでいきます。この幼少期こそ免疫の暴走を防ぐための「機会の窓」なのです。

最後に、本書で紹介してきた「免疫学」の考え方から導かれる、自己免疫のリスクを減らすために今できることについて、いくつかのアドバイスを贈りたいと思います。

どういう人が気をつける必要があるのか?

近しい血縁の方に自己免疫疾患の家族歴がある方は、自己免疫疾患のリスクに気をつける必要があります。しかし、それ以外の人たちでも油断は禁物です。両親が無症状であったとしても自己免疫の遺伝子を受け継いでいる可能性があり、それらのリスク遺伝子が本人にたまたま重なって受け継がれた場合には、自己免疫疾患を発症する場合があるからです。つまり、自己免疫疾患は、全く素因がないようにみえる人にも、突然発症する場合があるのです。

汚いは悪くない

自己免疫疾患の発症を防ぐためには、幼少期の環境が大切です。幼少期の感染であっても重症化したり、自己免疫疾患発症のきっかけとなったりすることもありますので細心の注意が必要ではありますが、一般的には、子どもの間には様々な感染症にかかっておいたほうがよいのです。自然の中で集団で遊ばせるような保育園や幼稚園に通わせることは、免疫学の立場からは大変よいことです。抗生剤は、もし使わなくて済むならば、できるだけ使わないほうがよいでしょう。子どもが青洟を垂らしていたとしても、それは様々な細菌との付き合い方を学んでいるのです。リンゴ病にかかっている子どもがいたら、大人になってかからないように、今のうちにうつしてもらいましょう。昔ながらの大家族で住むことは、様々な感染症を経験する大変よい機会でした。時期によっては難しいかもしれませんが、親戚の子どもや祖父母と皆で集合するのもよいことです。ペットを飼うことで、様々な細菌と触れ合う経験はより一層豊かになります。夏休みには、農園や牧場などの自然体験に出かけましょう。そして、本当の大自然である海や山にも出かけて、泥だらけで駆け巡らせましょう。擦り傷や切り傷も、たくさん経験するのがよいでしょう。あなたの子どもの免疫系が若く可塑性を持っている間に、できるだけ多くの経験を積ませるのです。「免疫学」が提案するのはこのような豊かな生活です。残念ながら新型コロナ以降、このような生活はなかなか難しくなっていますが、機会をみつけてできることから取り組めばよいのです。

腸内細菌に気をつけて

もし、あなたの子どもが5歳を過ぎているならば、注意を払うべきは細菌叢です。特に、体の中の免疫系に最も大きな影響を与える、腸内細菌との付き合い方を考えることです。大人になってからの腸内細菌叢に最も大きな影響を与えるのは、食生活であるとわかっています。西洋風の食事はインスタ映えするかもしれませんが、自己免疫のリスクは高めるかもしれません。私たちの体には、日本の風土で長年はぐくまれた日本独自の腸内細菌が住み着いており[※1]、決して数十年で変えられるものではありません。少し前の江戸時代の日本の食生活を目安に、それに近づけるように変えていくのがよいでしょう。生魚の刺身はぜひ食べましょう[※2]。納豆や漬物、味噌汁などの発酵食品もぜひともとるべきです。発酵食品には数多くの微生物が含まれており、腸内細菌が多様性を取り戻すのを助けてくれます。農耕革命とともに、それぞれの土地で発酵食品が生まれた理由は、単調な食生活で低下した腸内細菌の多様性を取り戻すための人類の知恵であったのかもしれません。植物性の食物繊維も自己免疫を防ぐためには重要です。ただし、それだけにこだわるのはよくないでしょう。最も重要なのは腸内細菌の多様性です。様々な腸内細菌がいることで、ある特定の細菌だけが優位になって生体内に侵入するのを防いでくれます。私たちの体にあった江戸時代の食生活をベースに、時にはあなたがこれまで嫌いで食べてこなかった食べ物に挑戦するのもよいかもしれません。他の家庭とレシピを交換して、バラエティーを増やしていくのもよいでしょう。

現代生活とストレス

そして、ストレスにも要注意です。現代社会は複雑になり、様々なストレスが生まれるようになりました。ストレスは、乗り越えられるようなものであれば、それを克服することで、かえって自信にもなり次にもつながるよい側面もあります。しかし、あまりに過度のストレスはいけません。コンピューターのブルーライトに照らされながらノルマに追われて夜も眠らず働いたりすることは、私たち人類が何万年ものあいだ経験してきた生活とは明らかに異なっています。時には、昔の人類がどのような生活をしていたかについて思いを馳せ、あまりに不自然なストレスからは逃げ出す必要があります。

我々の祖先が「食べられる」時に感じたようなストレスを与えてはいけません。「顎」の出現とともに発達してきたあなたの中の獲得免疫系が、非常事態と考えて誤作動を起こす可能性があるからです。

本書を読んでいただいたみなさんの心に、穏やかな気持ちがおとずれますように。

※1 例えば、海苔を消化することのできる腸内細菌は、海苔を日常的に食する日本人だけがもっていることが報告されている。

※2 自己免疫疾患の治療のために高度な免疫抑制治療を受けている患者では、生食は感染性腸炎の原因になる可能性もあるため注意が必要。

あとがき

新型コロナの感染症をきっかけに、「免疫」という言葉は現代人にとって身近なものになりました。しかし、「免疫」という言葉が正確にはどういうことを意味するのか、そして、自分の体を守ってくれるはずの免疫がなぜ時に自分の体を攻撃してしまうことがあるのか、ということは、難解で、だれもよく理解できていないと思います。本書は、医師として20年間、自己免疫疾患の患者さんの診療に携わり、免疫学の基礎研究も行ってきた立場から、これらの疑問について、一般の方にも分かりやすく理解してもらえる本を書きたい、ということで、新型コロナ禍のさなかに執筆を開始しました。

書き始めた当初は、「免疫」の仕組みを医学的に正確に説明することに重きをおいていました。しかし、書き進めるうちに、「なぜ、自己免疫疾患が起きるのか？」という問いに答えるためには、医学だけでは到底、説明がつかないことに気がつきました。そこから話は大いに脱線し、サルディーニャ島の歴史や文化、アイスマンの遺伝子情報、シマウマの縞の謎、ガラパゴスの生態系などへと、果てしなく広がっていくこととなりました。折しも、新型コロナに関連するニュースが、本書の執筆にあたって恰好の話題を提供してくれました。コロナのさなかにテレビのニュースなどで報じられていた、ネアンデルタール、コウモリ、BCGなどの話題、これらは実は、旧人類との遺伝子交雑やインターフェロン、訓練された免疫など、免疫学の最先端の知見がふんだんに含まれたトピックだったのです。

本書の取材を進めていくなかで出会った様々なトピックは、実は私自身にとっても初めて知る内容で、驚きの連続でした。それら専門外の知識を確かなものにするために、私も多くの論文や本を読み、それぞれの記述についてはできるだけ正確を期したつもりです。しかし、各分野の専門家からみれば、ひょっとすると細かな誤りもあるかもしれません。その場合は、本書は、免疫の進化について大きな流れをご紹介する「夜話」であることに免じて、ご容赦をいただければと思います。

本書の執筆は、私にとって自分自身の過去をふりかえる旅でもありました。執筆しながら私は、制御性T細胞にあこがれて坂口志文博士の研究室に飛び込んだ頃のことや、臨床の現場で出会ったさまざまな患者さんたちのこと、はては、両親と祖父母の膝の上をぴょんぴょんと飛び跳ねていた幼き頃の自分の姿まで、さまざまなことを思い出していました。そして、祖父の残した本を読み返すことで、ペストという致死的な感染症を目の前にして、祖父が感じたであろう使命感と恐怖とを、まざまざと感じることができました。執筆を終えた今、私自身の家族を含め、あらゆる人や生き物には、それぞれが与えられた環境の中で連綿と命をつないできた物語があり、それらがほんの少しずれていたならば現在の世界は存在しない、ということに、改めて驚嘆の気持ちを抱いています。

本書の感染症に関する記述は、大阪公立大学ウイルス学の城戸康年教授に、遺伝学に関する記述は、京都大学ゲノムセンターの岩崎毅博士にご監修いただきました。また執筆に際しては、祖父の縁で知己を得た作家の春名徹さん（祖父を取材し本を執筆された入江曜子さんの夫君）に、貴重なアドバイスをいただきました（入江曜子著『貴妃は毒殺されたか――皇帝溥儀と関東軍参謀吉岡の謎』新潮社）。そうした過程を経て、理系と文系の交差点にたつ、本書にぴったりの出版社で、本書を出版させていただけることになったのは、大変な幸運と思います。私が伝えたい内容を的確に理解し、本書を編集してくださった晶文社の安藤聡さん、本書の内容にぴったりとあった装丁をつくってくれた文平銀座の寄藤文平さん、垣内晴さん、また、イラストの一部を作成してくれた齊藤風結さん、前田隆宏さんに、心から感謝いたします。また、私の日々の診療を支えてくれる大阪公立大学膠原病内科学のスタッフ、ならびに、本書について貴重なアドバイスをいただいた山本渉さんをはじめとするANSWER-C.C.の皆さんにも感謝いたします。

最後に、本書の執筆をはじめとして、私の新たなチャレンジをいつも全力で応援してくれる妻に、心から感謝します。そして、あふれる愛情をもって私を育ててくれた父と母にも感謝したいと思います。本書は、それら多くの人たちの支えがあって生まれたものです。

橋本求

橋本求　はしもと・もとむ

大阪公立大学医学部膠原病内科学教授。京都大学医学部卒業。
京都大学大学院医学研究科・臨床免疫学、
大阪大学免疫学フロンティア研究センター研究員、
京都大学リウマチセンター講師などを経て、現職。

遺伝子《いでんし》が語《かた》る免疫学夜話《めんえきがくやわ》

自己を攻撃する体はなぜ生まれたか？

2023年12月20日　初版
2024年 9月25日　5刷

著　者　橋本求
発行者　株式会社晶文社
東京都千代田区神田神保町1-11　〒101-0051
電話　03-3518-4940(代表)・4942(編集)
URL https://www.shobunsha.co.jp
印刷・製本　ベクトル印刷株式会社

ISBN978-4-7949-7399-3 Printed in Japan